O Segredo das Mulheres Apaixonantes

EDUARDO NUNES

O Segredo das Mulheres Apaixonantes

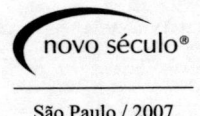

São Paulo / 2007

O segredo das mulheres apaixonantes
Copyright © 2007 by Eduardo Nunes
Copyright © 2016 by Novo Século Editora Ltda.

COORDENAÇÃO EDITORIAL
Vitor Donofrio

GERENTE DE AQUISIÇÕES
Renata de Mello do Vale

EDITORIAL
João Paulo Putini
Nair Ferraz
Rebeca Lacerda
Giovanna Petrólio

SUPERVISÃO EDITORIAL
Silvia Segóvia

REVISÃO
Vera Lucia Quintanilha

PREPARAÇÃO DE TEXTO
Bel Ribeiro

COMPOSIÇÃO
Cintia de Cerqueira Cesar

ILUSTRAÇÃO
Eduardo Leão Waisman

Texto de acordo com as normas do Novo Acordo Ortográfico da Língua Portuguesa (1990), em vigor desde 1º de janeiro de 2009.

**Dados Internacionais de
Catalogação na Publicação (CIP)**

Nunes, Eduardo
O segredo das mulheres apaixonantes
Eduardo Nunes
Barueri, SP: Novo Século Editora, 2007.

1. Homem-mulher – Relacionamento 2. Homens – Psicologia 3. Mulheres – Psicologia 1. Título

07-8314   CDD-158.2

Índices para catálogo sistemático:
1. Homem-mulher: Relacionamento: Psicologia aplicada 158.2
2. Mulher-homem: Relacionamento: Psicologia aplicada 158.2

NOVO SÉCULO EDITORA LTDA.
Alameda Araguaia, 2190 – Bloco A – 11º andar – Conjunto 1111
CEP 06455-000 – Alphaville Industrial, Barueri – SP – Brasil
Tel.: (11) 3699-7107 | Fax: (11) 3699-7323
www.novoseculo.com.br | atendimento@novoseculo.com.br

novo século®

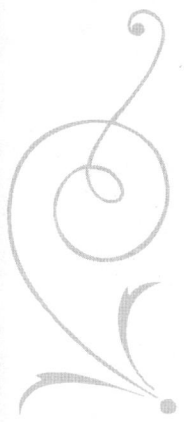
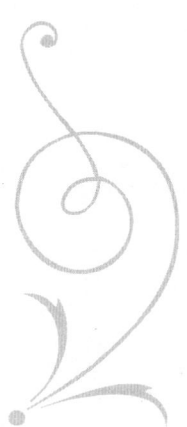

agradecimentos

QUERO AGRADECER A TODAS AS MULHERES APAIXONANTES QUE ME INSPIRARAM A FAZER ESTA OBRA, EM ESPECIAL À MINHA "GUERREIRA" MÃE E À MINHA COMPANHEIRA, MÃE DE MEUS FILHOS.

Agradeço a todas as mulheres que, sabendo ou não, me ajudaram e influenciaram.

Listo abaixo seus nomes, sem o sobrenome para que fique a critério de cada uma dizer se são elas ou não. Mas elas, com certeza, se identificarão:

Então, meu muito obrigado a você Nathalie, Thaís, Bel, Christianne, Fátima, Leila, Lilian, Lorise, Nilda, Silvia, Nelma, Regina, Vanessa, Patrícia, Claudia, Aloma, Gisela, Priscila, Katia, Liliane, Cintia, Neiva, Rita, Sheila, Miriam, Trícia, Ana Claudia, Fernanda, Gina, Layla; às minhas colaboradoras da Infoactive-Scanbox; às minhas clientes e todas as minhas leitoras que porventura não tenha mencionado aqui, mas que também fizeram parte desta obra e sabem que moram no meu coração.

Muito Obrigado!

Eduardo Nunes

Cara provável leitora,

O *Segredo das Mulheres Apaixonantes* foi desenvolvido pelo escritor e consultor de marketing pessoal Eduardo Nunes, com o propósito de ser uma ferramenta de fácil uso para a mulher limitar suas companhias a apenas bons homens e, ao mesmo tempo, funcionar como um combustível eficiente para a fase da sedução ou paquera.

Neste livro, você encontrará todas as perguntas que uma mulher deve, ou pode querer, fazer a um homem, só que antes não tinha como ou coragem de fazê-las.

Teremos palavras de ânimo, de alerta, dicas, truques, conselhos e técnicas. Sempre com o objetivo final de facilitar o entendimento inicial do possível futuro casal apaixonado.

Por isso, quando sentir que precisa de alguma força, conselho ou puxão de orelha – sozinha ou acompanhada –, leia na ordem ou abra em qualquer página, para usar e tirar suas conclusões.

Boa sorte e boa leitura.

Eduardo Nunes

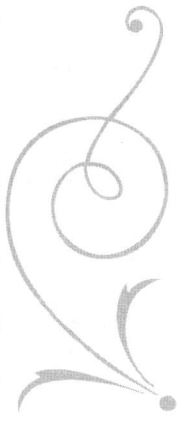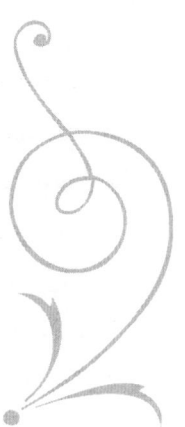

sumário

Prefácio 15

Introdução 19

Para ganhar na loteria, é necessário comprar o bilhete 23

Acredite que tudo vai dar certo! 25

Dê-se uma chance! 27

Tenha planos! 28

O bom homem para você é aquele que tem os valores que você tem 31

Para não comprar besteira no mercado, nunca vá fazer compras com fome ...32

Na maioria das vezes, o homem reflete ou reage de
acordo com os anseios ou as aberturas da mulher 34

Na dúvida se um homem está ou não
correspondendo às suas expectativas, chute-o! 36

Para uma mulher conquistar o pleno respeito de um homem, ele
precisa sentir, pelo menos um pouco, medo de perdê-la 37

Crie uma camisinha sentimental antes de se apaixonar 39

Quando tirar as camisinhas? 40

Beijo na boca é o clichê social. Sexo oral é o
clichê do – bom começo – sexual 41

Maquiagem. Os homens estão de olho 45

Lingerie. Você linda e poderosa, e dando o recado! 46
Aonde uma mulher deve ir para conhecer caras legais? 48
Se você quer mesmo namorar, escolha os lugares que freqüenta 49
Se for convidada para sair, preste atenção onde ele a leva 51
Sobre o entendimento 55
Não é bom direcionar o tiro para um homem só.
Você perde seu poder de barganha. 56
A melhor hora para rolar a primeira transa quente
com sacanagem e palavrões é: 58
Pergunte a um homem se ele está pronto para se
relacionar, ou quando vai ficar. 60
Astral e auto-estima 61
Seja abelhuda 63
Evoluir sempre 64
Uma grande mulher é um ser que complementa 65
Espionagem e parceria para ter segurança 67
Veja quem você atrai e verá a imagem que passa 69
Busque informação na fonte 70
Criando uma conversa íntima 71
Interessada? Pense antes... 72
Ejaculação precoce versus orgasmos múltiplos 74
Vamos transar a três? 76
Estrias e celulite são bobagens 78
Passe o recado e aguarde o retorno 79
Uma mulher pode ter desculpa para sua estética.
Mas, para seu mau desempenho na cama não! 80
Coloque-se em forma! 82
Quando o homem quer se casar? 83

Eu me amo e posso provar!..84
Transou e sumiu. O que é isso?...85
Procure ver um homem como ele é!...86
Um homem galinha ou cafajeste pode mudar?...................................87
Nós, homens, não somos ensinados a amar uma
mulher, e sim a tomar cuidado com elas 88
A primeira vez como se fosse a última..90
Esteja segura na hora H, mas se rolou e não estava, então explique..........91
Uma mulher deve saber cozinhar?..92
Machismo não! Apenas divisão de tarefas..94
Para ser boa de cama e segura de si, não importa
ter 20 ou 50 anos, ser virgem ou ter tido centenas de homens..........96
A grama do vizinho pode ser mais verde, mas com
certeza tem outros problemas...98
Quão importante é ter bom humor?...99
Por que um homem adora estragar os planos de uma mulher?........100
Espionagem estratégica solitária...101
Abordagem? Facilite, mas não dê..102
Dica de facilitação de abordagem..103
Vista-se com a sensualidade que melhor a represente em cada situação.....104
Pergunte a um homem, que tenha coragem de responder, o que ele acha
vulgar ou leviano em uma mulher...105
Comentários dos amigos dele...106
Filosofia da "minha culpa"...107
Homem? Só se for limpinho...108
As mulheres comandam o show...109
Não perca nenhuma chance de ser encontrada!..............................110
Você tem uma amiga para apresentar? Quero muito namorar........111

Pergunte a um homem qual a prática sexual mínima que uma mulher
deve topar para que ele se case com ela, e quanto tempo ele aguardaria
para que ela se soltasse e se mostrasse apta para praticar.........................112

Exija flores 113

A primeira sacanagem com a amada a gente nunca esquece!....................114

Namorar na internet..115

Você acredita que é possível se apaixonar por uma
garota que conheceu na internet?...116

Pergunte a um homem se ele prefere achar uma deusa ou ser um deus ..118

Que reação você espera de uma garota quando
O homem "brocha"? 119

Turbinado!...120

A sabedoria do magnetismo 121

O que você pensaria se encontrasse camisinha na bolsa da sua irmã?.....122

Você se sente ofendido se uma mulher exige camisinha? 123

O que você acha de uma mulher que se masturba?..................................124

E de uma mulher que se masturba e possui até um vibrador?..................125

Pergunte a um homem: Suas últimas cinco
transas foram com quantas mulheres? 126

Pergunte a um homem com quantos caras
uma garota pode ter transado na vida sem que ele a considere leviana ...127

Pergunte ao homem com quem você se relaciona o que você é para ele?...128

Quanto tempo de relacionamento é necessário
para você acreditar que é namoro mesmo?..129

O que um homem pensa de uma mulher que deseja um cara que está
muito acima do seu nível social, cultural e econômico?............................130

Felicidade..131

Se os homens são todos iguais, por que a mulher escolhe?......................132

Objetividade masculina...133

Na moita!..134
Na ponta da língua...136
Quando uma mulher é considerada "ruim de cama"?...................137
Toda mulher deve ter uma fantasia sexual. Encontre a sua. 138
Quando uma mulher tem uma posição sexual
preferida, o homem fica intimidado ou agradecido?.......................139
Virgindade e primeira transa 140
Por que você não tem namorada?..141
Não desanime nunca!..142
Escolha seu homem pensando no orgasmo que
um dia ele poderá lhe proporcionar 143
Exija apresentação 144
Quarentena de três meses 145
Jamais chame uma amiga de encalhada, nem
mesmo intitule-se como tal 146
Caçador é sempre mal-intencionado!..147
Se for para bater em um homem, que seja onde dói......................149
Escolhendo seu homem 150
Por que os homens fogem?..151
Tenha outros hímens, caso já tenha abdicado do seu original 153
Saco de balas aberto...155
Escolher o seu homem é como escolher a dieta. Você tem
de determinar o que vai comer de acordo com o que é saudável!...157
Perguntas que fazem um homem se sentir "o escolhido" 158
Questões sexuais 159
Questões sociais 162

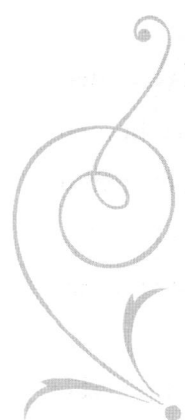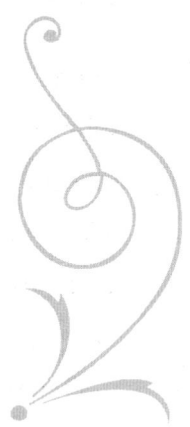

prefácio

O TEMA DESTE LIVRO ME FAZ LEMBRAR UMA EXPERIÊNCIA MARCANTE QUE VIVI TEMPOS ATRÁS. DIVORCIADA HÁ ALGUNS ANOS, EU ME DEDICAVA INTENSAMENTE À CARREIRA DE PALESTRANTE, QUE ME PROPORCIONAVA MUITA SATISFAÇÃO E REALIZAÇÃO. NA ÉPOCA NÃO TINHA NAMORADO NEM COMPANHEIRO, E PARA SER BEM FRANCA SEQUER SENTIA FALTA DE UM. MINHA VIDA PARECIA TÃO GRATIFICANTE E COMPLETA QUE NEM PARECIA HAVER ESPAÇO PARA UM RELACIONAMENTO AMOROSO. POIS EIS QUE, DE REPENTE, ME VI APAIXONADA POR UM HOMEM E DEPOIS DE RELUTAR UM POUCO CONTRA ESSE SENTIMENTO, ASSUMI MINHA PAIXÃO E PARTI COM TUDO PARA A CONQUISTA AMOROSA. E ME DEI MUITO MAL.

O que aconteceu é que agi como um trator, com a mesma objetividade, competitividade e determinação que regiam minhas atitudes como profissional. Havia me tornado uma mulher pragmática, calculista, cheia de expectativas, tão focada em meus objetivos que não via mais nada – não via nem mesmo o homem por quem estava apaixonada. Não considerei os sentimentos dele, não esperei o tempo dele, não lhe dei espaço, não soube seduzi-lo. Não é de se surpreender, portanto, que minha paixão tivesse terminado em nada.

Depois de sofrer essa desilusão amorosa, comecei a perceber que o que aconteceu comigo acontecia também com outras mulheres bem-sucedidas na carreira profissional. Ouvi muitas queixas de insatisfação afetiva e dificuldade em manter um relacionamento que fosse além da primeira noite. Cheguei à conclusão de que um dos motivos porque isso acontece é que, para ter sucesso no mundo profissional – onde precisamos ser competitivas, assertivas, objetivas e racionais –, acabamos reprimindo nossa natureza sensível, compreensiva, amorosa e paciente, tão importante no relacionamento com um homem. E passamos a ter, no amor, as mesmas atitudes imediatistas que se esperam da mulher que persegue resultados nos negócios.

Mas essa não é a realidade de todas as mulheres, obviamente. Nem todas cultuam o modelo de sucesso da profissional poderosa nem têm como principal objetivo provar o seu valor no mundo do trabalho, no qual (ainda) precisam jogar o jogo dos valores e atitudes masculinos. Muitas são movidas pelo desejo inerente à natureza feminina de encontrar a cara-metade, estabelecer um relacionamento e quem sabe ser feliz para sempre... Ou pelo menos por algum tempo. Mas também esse desejo tem sido muito influenciado por modelos de sucesso e a necessidade de provar o seu valor, já que a sociedade contemporânea enaltece a mulher sexy, a fêmea poderosa, a caçadora capaz de ter o homem que quiser.

No meu modo de ver, isso tem deixado muitas mulheres ansiosas e confusas. Ansiosas pela conquista amorosa, como se precisassem ser sempre bem-sucedidas nesse aspecto para afirmar sua feminilidade, sentir-se aceitas e valorizadas. E confusas porque, no íntimo, o que a mulher busca é o vínculo de parceria, confiança e cumplicidade com um homem, vínculo que parece cada vez mais difícil de estabelecer nesses tempos em que as pessoas "ficam", mas nunca "estão" verdadeiramente uma com a outra e mais dificilmente ainda "são" uma para a outra.

Realmente, ter um relacionamento amoroso bem-sucedido hoje em dia parece complicado, mas não precisa ser. Os homens também querem amar e acreditam no amor, diz o autor deste livro, um legítimo exemplar dessa tão fascinante e às vezes incompreensível espécie. Sendo assim, então, o que é preciso para que o relacionamento afinal aconteça e proporcione satisfação, alegria e plenitude para nós e para eles? No meu modo de ver, o ponto de partida deve ser o relacionamento que cada um tem consigo mesmo, o que implica o autoconhecimento.

O autoconhecimento é a consciência de que somos únicas em nossas qualidades e defeitos, forças e fraquezas, anseios, medos, sonhos, sentimentos e o que mais existir dentro de nós. Faz a gente se aceitar como é e não como a gente acha que deveria ser em relação aos modelos e padrões socialmente valorizados. Se nos conhecemos, sabemos o que tem a ver conosco e o que não tem – e isso é tão importante quando se trata de relacionamento...

Se valorizamos o autoconhecimento, procuraremos também conhecer o homem por quem nos interessamos, saber quais são as afinidades e diferenças que há entre nós. Nos interessamos em conhecer suas intenções, razões e atitudes – e é aí que entra este livro de Eduardo Nunes. Com uma franqueza surpreendente, ele revela a lógica masculina nos assuntos afetivo-sexuais e abre o jogo sobre inseguranças, medos, desejos e motivações dos homens. Nos proporciona, enfim, um vislumbre do que eles pensam, sentem e querem.

No final das contas, você talvez chegue à conclusão de que mulheres e homens buscam, cada um à sua maneira, a mesma coisa: realização afetiva. Que possamos então nos encontrar em algum ponto de nossos caminhos, pois, embora sejam caminhos diferentes, eles sempre se cruzam.

LEILA NAVARRO
Palestrante Motivacional e Comportamental, é fisioterapeuta formada pela USP e especializada em Medicina Comportamental pela Escola Paulista de Medicina.

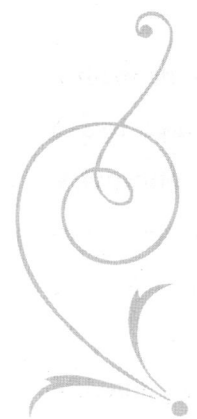 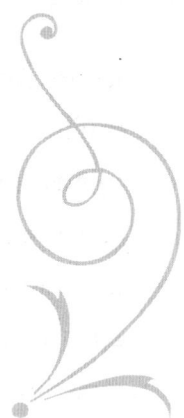

introdução

Cara leitora,

A PARTIR DE AGORA, TENHA EM MENTE QUE ESTE LIVRO FOI, DO COMEÇO AO FIM, ESCRITO SOB O PONTO DE VISTA MASCULINO.

Em todas as páginas está a posição dos homens que acreditam que o amor pode dar certo. Isto porque a intenção é que você, leitora, entenda a lógica masculina e, assim, apare as diferenças que distanciam os homens das mulheres, para que ambos possam se comunicar usando a mesma linguagem.

É plenamente unânime que todos queremos o melhor para nós mesmos, as melhores oportunidades.

Mas, para o homem existe, sem dúvida, no que diz respeito a relacionamentos, uma imensa possibilidade para que ele possa avaliar profundamente a mulher, fazendo verdadeiros *test drives* para, enfim, decidir qual escolher.

Meu objetivo maior é transformá-la, de acordo com a minha

leitura deste universo que envolve homens e mulheres, na melhor mulher que um homem pode ter. Para isso, coloquei aqui toda a minha experiência desses 15 anos de pesquisa quase diuturna, e vários *cases* de sucesso que protagonizei, a respeito do que é importante as mulheres saberem para que um relacionamento comece certo, e assim continue sempre.

Acima de tudo, meu objetivo é informar. Porque, acredite você ou não, basta informação. Basta que a mulher entenda que a lógica entre homens e mulheres é diferente. E se você conseguir entender a lógica deles, e passar a negociar utilizando-a como sua maior ferramenta, não há a menor dúvida de que passará sua mensagem e atingirá o alvo, evitando, assim, que cometa o deslize de fazer comentários errados – que não refletem a verdade sobre si mesma – na hora errada. Pense bem! Moramos numa grande cidade, onde as pessoas têm dificuldade de encontrar-se, e um comentário errado pode provocar uma brochada e fazer que ele vá embora e procure outra. Acredite, esta é a grande verdade:

> *As mulheres precisam conhecer e saber usar a lógica masculina para encontrar, negociar e permanecer com o homem da sua vida.*

Se você se propuser a estudar a respeito do que os homens querem, do que o homem da sua vida vai querer de você, isto vai resultar, com certeza, em sucesso. Você eliminará toda e qualquer possível concorrente.

É importante que a mulher saiba que, hoje, um homem na faixa dos seus 30 anos – faixa etária em que me baseio nas minhas pesquisas – não vai estar sozinho, esperando que ela, e só ela, venha negociar com ele uma relação. É preciso levar em consideração que você tem que "chegar chegando", porque vai ter de desbancar três ou quatro outras mulheres com quem ele está saindo. E estar preparada para ser, e mostrar, que é a mulher da vida dele, a mãe dele e dos filhos dele, a que será a grande escolhida, pois, antes de tudo, mostrou que o escolheu primeiro. Você tem que "chegar chegando", conhecendo totalmente seus limites e desejos sexuais, e transparente sobre o seu caráter, pois, como digo nos meus dois primeiros livros, isto se baseia nos dois medos do homem: primeiro, de brochar; segundo, de ser traído.

Neste livro, estudei muito as mulheres apaixonantes e procuro, de forma clara, mostrar que a filosofia de vida, a paixão e a objetividade encontradas em todas elas mostram que não se trata de acaso, e, sim, de terem tido sorte ou o interesse de ser devidamente informadas e ter competência para usar esta informação, sem hipocrisia, e às vezes até de forma altruísta, mas sem perder nunca o amor-próprio, pois elas entendem o processo do apaixonar-se masculino, e cobram o seu preço.

É com esta frase que tenho explicado como, hoje, os homens agem. E assim procuro deixar claro que este homem só libera

> *O homem procura a mulher certa e, enquanto não acha, se diverte com as erradas que deixam.*

seu sentimento após ter certeza de que está nas mãos da mulher da vida dele, pois sabe que, após se apaixonar, ela o dominará completamente, como você, leitora, sabe muito bem. Diferente da mulher que, a cada homem que conhece, tenta fazer dar certo.

A mulher apaixonante segue a mesma lógica do homem, mas cuida da imagem, como citarei no item *Na moita*, e sempre mantém dois ou três homens errados na manga para impor seu valor, e domina as ferramentas de fechamento (veja essas ferramentas ao final do livro).

Tanto como o tesão, a paixão é contagiante, por isso percebi que essas mulheres sempre tinham uma paixão, por um esporte, uma carreira, um hobby ou, até mesmo, por um filho, motivo pelo qual a mulher separada com filhos virou o jogo do preconceito e, como vemos, são tão apaixonantes para os homens. Talvez eu até pudesse explicar o porquê disto, mas não vem ao caso. O que importa é que isto é real.

> *Administre seu tesão e tenha uma paixão.*

Nós, homens, agimos norteados pelos nossos objetivos e respeitando nossos medos, e devemos ser julgados pelo que fazemos, e não pelo que dizemos. Sendo mais claro, o homem é o que ele faz, e não o que ele diz. Entendendo isto – a mulher apaixonante sabe, e eu explico neste livro –, que não há necessidade de se achar uma fórmula para fazer um homem amá-la, que basta saber ser achada pelos homens que amam a mulher que você é, e escolher, dentre estes, o seu. Sem perda de tempo nem desgaste de amor-próprio.

Para ganhar na loteria, é necessário comprar o bilhete

Esta é uma verdade. Mas, no que diz respeito a relacionamentos, o importante, e imprescindível mesmo, é não ser pessimista.

Porque relacionamento não é uma loteria.
É prestar atenção, é acreditar! E escolher!
O que não pode é se colocar numa posição de incredulidade, porque automaticamente você passa um sentimento negativo, não só para si mesma como para os outros à sua volta.
Zere qualquer sentimento negativo. E a cada grupo de homens que você conheça, conceba o melhor de si e do outro.

Acredite, o homem acha, sim, importante que a mulher acredite no amor.
Até porque, foi ela quem o ensinou a amar.

Nós, homens, acreditamos no amor.
Só não acreditamos em palavras!

Por isso testamos intensamente as atitudes da mulher antes de nela acreditarmos e, conseqüentemente, nos apaixonar.

E nada é mais deprimente para nós do que uma mulher que diga não acreditar no amor.

Acredite que tudo vai dar certo!

S E AS COISAS NÃO ESTÃO INDO BEM...

Mude de atitude, mas nunca deixe de acreditar que algo acontecerá para você. Sua postura desanimada será desabonadora.

Basta olhar em volta e ver que há muitas mulheres sentimentalmente felizes.

Não está vendo? Vá a um curso de noivos e verá.

Compare-se e ache o caminho.

Parta do princípio de que elas souberam negociar!

Comprometeram-se a dar aos parceiros coisas que eram importantes para eles.

E eles confiaram nelas.

· Viu como é fácil!

Mas não esqueça: mulheres apaixonantes são aquelas que já são apaixonadas. Mas não por um homem, ou também por um homem. Elas são apaixonadas por alguma coisa.

Por isso é comum vocês serem mais apaixonantes na faixa dos 25 anos, quando acabaram de sair da faculdade, ou de algum outro curso, loucas para entrar no mercado de trabalho, para conseguir se estabelecer na área que escolheram.

Procure acreditar e continuar com esse espírito apaixonante por alguma coisa, sempre!

Dê-se uma chance!

DO MESMO JEITO QUE VOCÊ ARRANJA TEMPO PARA AS COISAS IMPORTANTES, COMO TRABALHO E ESTUDO, NÃO SE ESQUEÇA DE QUE SOZINHO NINGUÉM É FELIZ.

Saia de casa, nem que seja virtualmente.

Tenha planos!

É MUITO IMPORTANTE DEIXAR BEM CLARO QUE, ASSIM COMO TODO MUNDO, A MULHER TEM QUE TER PLANOS. PARA CURTO, MÉDIO E LONGO PRAZOS, NO CURTO PRAZO, LEIA-SE DAQUI A ALGUMAS HORAS, AMANHÃ OU PRÓXIMO FINAL DE SEMANA.

Este vai ser o diferencial que fará que ela seja encontrada e, conseqüentemente, o homem interessado possa nela encontrar

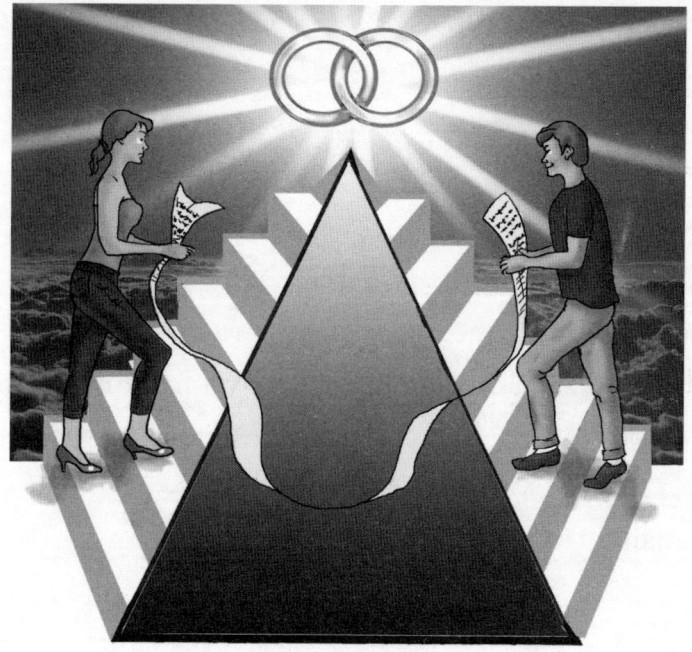

seus objetivos em comum, bem como demonstrar seu interesse por ela. Esperar por uma ligação, ansiosa, nunca mais!

Nesta pirâmide você vê, de um lado, o homem e, do outro, a mulher. Quanto mais planos em comum eles têm, mais sobem até o topo, e mais fixam o relacionamento.

Portanto, ter planos é um ponto que a mulher precisa levar em consideração.

Até porque, se você não tiver planos para hoje à noite, para amanhã, para daqui a uma semana, numa cidade grande como São Paulo, por exemplo, como você vai fazer para dar a deixa para vocês se encontrarem de novo?

Ao comentar seus planos com seu possível namorado, do tipo *"Amanhã quero ir ao show da Marisa Monte"*, ele pode responder: *"Que legal, então vou com você!"*. Ou *"No final de semana quero visitar a cidade tal"*, você pode ouvir: *"Eu também tenho vontade de conhecer esta cidade. Vamos juntos!"*.

Uma das coisas que o homem mais gosta é encontrar na mulher aquela que determina a direção. Para ele, é muito confortante quando a mulher se preocupa com o lado da diversão.

Imagine que ele trabalha o dia inteiro e, no meio ou no final do dia, liga para a mulher, a possível namorada, e não encontra nenhuma idéia vinda dela. Muito provavelmente ele vai acabar indo pra casa assistir a um DVD ou checar seus e-mails.

Mas, se ao ligar, do outro lado ele encontra uma mulher superanimada, cheia de planos e idéias não só para aquela noite, mas para o final de semana também, pronto! Ele se anima e a acompanha para onde ela quiser!

Acredite, ter planos lhe será imprescindível na hora em que aparecer o seu parceiro ideal!

O bom homem para você é aquele que tem os valores que você tem

PORTANTO, DISCUTA COM ELE OS SEGUINTES PONTOS:

Caráter
– O que é certo ou errado.

Família
– Como é o relacionamento dele com os pais, irmãos e filhos.

Sexo
– Fantasias e limites. (Lembre-o de que é na relação com a esposa amada.)

Preconceitos
– Todos têm algum.

Conceito de fidelidade
– O que é tolerável e o que é traição.

Processo de seleção
– Como ele escolhe e quando é que ele se sente realmente escolhido por uma mulher.

Veja, ao final do livro, mas de cem perguntas que a ajudarão a avaliar os homens que lhe interessam.

Para não comprar besteira no mercado, nunca vá fazer compras com fome

ESTE ALERTA VALE, PRINCIPALMENTE, PARA AS MULHERES ANSIOSAS. TOME CUIDADO!

O importante, inclusive no ato de fazer compras, é ter frieza suficiente para não passar de escolhedora à escolhida.

Antes de ir para a balada, real ou virtual, masturbe-se de duas formas: sexual e afetivamente.

Sexualmente, você vai até o orgasmo.

Afetivamente, você pede uma bênção a qualquer pessoa que a ame, sua amiga, amigo, seus pais, enfim, aquela que lhe vai dar um bom astral e lhe passar realmente um sentimento de boa sorte!

Sei que isto pode parecer assustador para umas, deprimente para outras, mas, acredite, esta é uma prática comum e inerente às mulheres apaixonantes, pois só traz benefícios. O maior perigo é você ficar tão de bem com a vida que não vai mais querer sair!

Tenho visto mulheres jogando todos os seus anseios na mesa, de forma muitas vezes deprimente, achando que isto será atrativo ao homem. E, o que mais me preocupa é que, no geral, os homens mal-intencionados é que se aproximam dessas mulheres, pois elas são, sem perceber, presas mais fáceis.

Então, não se arrisque e faça a coisa certa, sem contar que é mais gostosa!

Na maioria das vezes, o homem reflete ou reage de acordo com os anseios ou as aberturas da mulher...

HOMENS, normalmente, negociam bem. Por isso, quase sempre conseguem o que querem, ou seja, sair com a garota, fazer o *test drive*, transar com ela.

Se você não sabe o que quer, quais são realmente os seus desejos, se não tem certeza de até onde quer chegar, nem quanto quer pagar para ver até onde vai, o homem sempre agirá de acordo com você.

Portanto, é da máxima importância que você saiba exatamente o que quer.

Assim, ao perceber que o seu escolhido está saindo da linha, agindo contra os seus anseios e desejos, você terá a atitude certa para dar um basta na situação na hora em que ela ocorrer. Meu conselho é que você mostre a ele que pretende seguir com seus planos iniciais, quando ele se mostrava estar afinado, e que se ele, por acaso, mudou os planos, que a avise, para que você avalie se lhe interessa mudar também os seus ou não.

E saiba que, se isso não acontecer, ele poderá mudar os rumos mais e mais, e, ao final, a situação toda desandará.

É bastante comum, num começo de relacionamento, o homem botar as manguinhas de fora. Se você não estiver focada nos seus desejos, certamente acabará soltando as rédeas, e aí tudo desaba.

Enfim, tudo é uma questão de valor.

Se você sabe o que quer, saia em busca consciente do seu desejo.

E, lembre-se: problema encontrado é problema 50% resolvido, por isso analise-se você mesma e veja onde estão os seus, a fim de que, ao invés de andar em círculos, se torne objetiva em seus anseios. Isto para não cair na parte errada da equação abaixo:

Mulher boba = homem pilantra.
Mulher esperta = homem controlado.

Na dúvida se um homem está ou não correspondendo às suas expectativas, chute-o!

PELA LÓGICA, SEMPRE VAI DAR CERTO.

Mas, se você gostar dele, e se for verdadeiro, lembre-se de chorar neste momento.

Sim, chorar é uma importante ferramenta.

Chorar, de verdade, demonstra que você se valoriza e não quer ser usada, apesar de gostar muito dele.

Isso vai fazer que ele realmente defina sua posição.

Eu sei que vivemos tentando controlar nossa ansiedade. E demonstrar sentimentos assim tão abertamente pode ser chato, até constrangedor.

Mas lembre-se de que está numa situação-limite: você gosta dele, mas não admite ser usada.

Chore para definir a situação. E, de preferência, favorável a você.

Chore e se afirme, é isso o que o homem entende.

Se for para ser ele, você não conseguirá afastá-lo.

Se não, deixará as portas abertas para a chegada do "certo".

Para uma mulher conquistar o pleno respeito de um homem, ele precisa sentir, pelo menos um pouco, medo de perdê-la

É MUITO IMPORTANTE, SEMPRE, QUE A MULHER TENHA MAIS DE UM HOMEM CISCANDO À SUA VOLTA.

Ela precisa atraí-los e deixá-los guardados na manga, e, quando necessário, usá-los, ainda que esses sejam homens errados, para naturalmente pressionar o homem que ela escolheu, mas que não se decide.

Ao sentir que a mulher está sendo assediada, ele, que está querendo deixar a relação rolar, dar condição de uma proximidade maior, mas ainda não se posicionou, certamente se decidirá.

É muito comum o homem negligenciar nesse tipo de situação.

Mas, ao perceber concorrente na área, ele toma a dianteira. Posiciona-se, e passa a respeitar a mulher como ela merece.

E, para saber se você está sendo respeitada, preste atenção para ver se ele procura, com atitudes, ser um homem melhor a cada dia.

Apenas tome muito cuidado e perceba se ele não está apenas "delimitando seu território" para os outros homens, sem estar com uma proposta séria de compromisso. Mais importante ainda, é não querer fazer joguinho de ciúmes, isto não é necessário se ele estiver realmente interessado em você!

Crie uma camisinha sentimental antes de se apaixonar

Do mesmo jeito que hoje só se pode deixar de usar a camisinha após ambos, homem e mulher, terem adquirido a confiança um do outro, de preferência após um minucioso exame médico, é preciso usar uma camisinha sentimental para evitar arrependimento logo após cada nova experiência.

Só tire a camisinha sentimental junto com a de látex.

Isso deverá evitar uma série de escolhas erradas, geralmente feitas num momento de deslumbre.

Mas não se esqueça. Para sustentar o uso dessa camisinha sentimental, é importante manter os amigos, até que você tenha mais confiança e firmeza.

Não sejamos hipócritas! Todos sabemos que, quando a mulher começa uma nova relação, ela se afasta um pouco dos amigos. Afinal, a mulher, naturalmente, se desdobra em atenção e dedicação em todas as suas relações, e em uma relação amorosa não seria diferente.

Quando tirar as camisinhas?

UMA MULHER ESPERTA MANTERÁ AS CAMISINHAS (SENTIMENTAL E DE LÁTEX) ATÉ NEGOCIAR OS PONTOS QUE LHE SÃO MAIS IMPORTANTES.

Sobre os pontos importantes para ele, não se preocupe. Ele certamente cuidará disso!

É nesse momento que ambos se sentirão especiais.

Atualmente, esta etapa é a barreira física encontrada quando do fechamento de uma relação, ou seja: é quando ambos se posicionam com seriedade sobre o nascimento do "namoro" sério, do comprometimento do homem.

Por isso, fique atenta!

Uma vez tiradas ambas as camisinhas, você estará, muito provavelmente, namorando!!

Beijo na boca é o clichê social. Sexo oral é o clichê do — bom começo — sexual.

BEIJO NA BOCA PARA NÓS, HOMENS, ATÉ POUCO TEMPO ERA O SINAL QUE DIZIA, SEM PALAVRAS: *ESCOLHI VOCÊ, GOSTEI DE VOCÊ E, QUEM SABE, PODEMOS ATÉ NAMORAR.*

Agora, não que o beijo tenha perdido seu lugar no terreno dos relacionamentos, mas pode ter sido banalizado, porque há um sinal mais importante: o sexo oral!

Então, preste atenção:
Se ele não fizer sexo oral é:
Opção 1:
Ele não quer nada sério com você.
Opção 2:
Ele não gosta muito da fruta.
Opção 3:
Você não estava, digamos, convidativa.

É um ótimo presságio, um grande sinal se ele fizer sexo oral até que você atinja o orgasmo.

Por isso, esteja muito bem treinada para tê-lo na hora em que você mais precisar.

Entre nós, homens, virou jargão a frase: *Esta mulher eu chuparia.*

O sexo oral é, sim, um clichê muito importante. A ponto de, se ele não fizer um sexo oral como se deve, é melhor que a mulher saia fora no ato.

Atente para este detalhe: quando o homem está muito interessado, é importante, para ele, amenizar sua ansiedade de ejaculação conseguindo dar à mulher o orgasmo pelo sexo oral.

Fique atenta se ele der apenas uns beijinhos, algumas rápidas carícias, e já quiser partir pro finalmente. Preocupe-se!

O beijo na boca continua sendo um clichê social.

Se você está numa boate, numa danceteria, enfim, num lugar público, e vê duas pessoas apenas conversando, você sabe que ali simplesmente não existe nada. Mas, se pinta um beijo na boca, fica claro pra todo mundo que eles estão juntos. E é este o sinal que abre caminho para passos mais importantes.

É o beijo que dá autorização para o próximo passo na relação iniciante entre os parceiros, seja para carícias íntimas ou mais que isso.

Para as pessoas que estão à sua volta, o beijo na boca significa que você está de acordo com o comportamento de quem está beijando, e isto é muito sério!

Não que eu seja contra a geração do "ficar", mas, se eu tivesse uma filha, a ensinaria a "ficar" escondido, porque não se ganha nada com isso, muito pelo contrário.

O homem ainda continua querendo se sentir escolhido, graças aos seus dois medos: primeiro, de brochar; segundo, de ser corno.

Portanto, valorize, e muito, o beijo na boca.

Daí para o sexo oral, você atinge um patamar muito mais elevado no relacionamento.

E esteja sempre pronta para receber:

Beijo na boca

– Tenha, com a sua boca, o mesmo respeito que tem pelo sexo. Nós, homens, vamos valorizar isso.

– Beije certo, para beijar sempre.

– Batom é realmente instigante. Abuse! Principalmente dos que têm brilho e sabor!

Sexo Oral

Como digo nos meus livros, sempre que haja real interesse pela garota, vai rolar um sexo oral nela. Uma mulher preparada passará segurança ao homem, o que é importantíssimo para ele se sentir escolhido.

Detalhes como:

– depilação

– autoteste do dedinho[1]
– *lingerie* combinando
– visitas ao seu ginecologista para ver se está tudo certo farão toda a diferença. Não se esqueça de perguntar ao seu médico quais são os melhores dias para receber sexo oral.

---

[1] Para mais detalhes, leia o livro *Sedução – Uma estrada de mão dupla*.

Maquiagem. Os homens estão de olho.

A CREDITE, OS HOMENS OLHAM, E GOSTAM, DE UMA MULHER BEM MAQUIADA.

Na verdade, não entendemos de maquiagem, às vezes nem percebemos que se trata de maquiagem, mas as achamos lindas, e é isso o que importa.

Hoje, não há mulher feia. Porque não há maquiagem que, bem-feita, não ressalte os pontos fortes e esconda os defeitos.

Dicas para se maquiar não faltam, seja em revistas especializadas ou em sites de beleza.

Valorize seus olhos, saiba usar os benefícios dos lápis, delineadores, rímel e sombras. Dê destaque aos contornos dos seus lábios com a cor e a textura adequadas do batom.

Procure um profissional que a ensine se maquiar, tanto para o dia-a-dia quanto para as noites especiais.

Não se descuide nunca, porque nunca se sabe quando o seu homem pode passar na sua frente.

Não há mais justificativas para errar na maquiagem. Assim como não há desculpas do tipo falta de tempo.

Valorize-se, mostre o que há de melhor em você. Os homens saberão reconhecer.

Lingerie. Você linda e poderosa, e dando o recado!

MULHER ALGUMA PODE ALEGAR FALTA DE CONHECIMENTO, PORQUE É UMA VERDADE UNIVERSAL QUE LINGERIES SENSUAIS TÊM UM ENORME PODER SOBRE OS HOMENS.

Mas, o que muitas não sabiam é que ela pode ser usada como um *"Atestado de escolha para o homem"*, já que ele poderá perceber que você veio preparada para lhe proporcionar, e exclusivamente para ele, todo prazer que poderá ter. Eliminando assim, com uma simples lingerie, os dois medos dele já citados: brochar e ser traído.

Então, jamais se esqueça de escolher, com muito cuidado, as suas.

Lingeries declaram, sem palavras, suas intenções, e lhe dão a sensação de beleza, sensualidade e auto-estima elevada, que a levam a fazer loucuras.

Não há homem que não se surpreenda ao ver uma mulher com uma camisola transparente, delicada e sensual, mostrando apenas parte do corpo feminino.

Abuse das rendas, porque elas proporcionam um ar de mistério.

Se possível, tenha um corpete à mão, eles são, de longe, o mais fetichista para nós homens.

Quanto a modelo ou cores, basta que você abra uma revista feminina ou, melhor ainda, uma masculina, ou consulte um site especializado. Você se surpreenderá com a quantidade e a variedade de modelos e cores.

Se preferir, e fizer o seu perfil, vá a um *sex shop*. Para noites pra lá de especiais, este é um lugar perfeito para escolher, além das lingeries sensuais e insinuantes, acessórios que podem incendiar sua noite especial.

Mas, não se esqueça de, primeiro, avaliar-se, e ao seu parceiro, para que esteja dentro de sua personalidade e seus limites sexuais, para não vender algo que você não é ou nem pode ser.

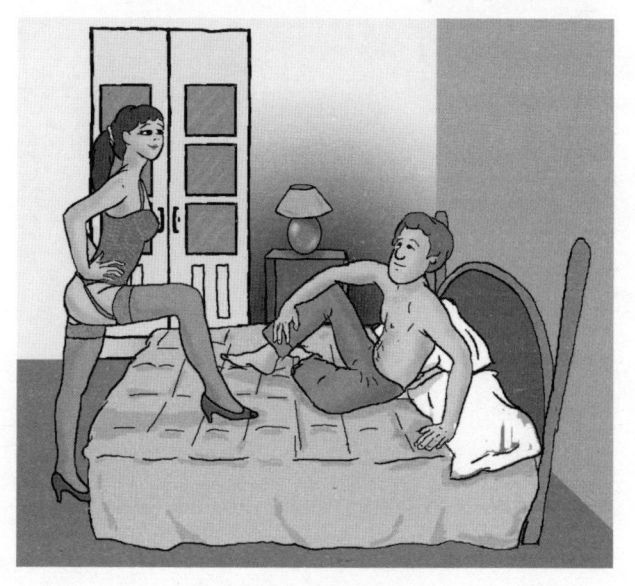

Aonde uma mulher deve ir para conhecer caras legais?

Nos LUGARES QUE VOCÊ MAIS GOSTA DE FREQÜENTAR É QUE SERÁ MAIS PROVÁVEL ENCONTRAR PESSOAS QUE GOSTEM DE VOCÊ.

Não vale gostar de um lugar apenas porque é freqüentado por gente bonita ou rica, tem de ter personalidade também.

Se você quer mesmo namorar, escolha os lugares que freqüenta

SE É NAMORAR O QUE VOCÊ QUER, QUANDO SAIR PREFIRA LUGARES ONDE A BALADA SEJA MAIS DANÇANTE E ACONCHEGANTE, ASSIM VOCÊ FACILITA A VIDA DOS TÍMIDOS E BONS MOÇOS.

Bar de paquera é bacana, legal, ótimo para ir com o paquera, mas você deve tomar certos cuidados quando for sozinha, como certificar-se de que o local tenha atrativos culinários ou temáticos, e sentar-se em posições de fácil acesso para que os rapazes possam se aproximar sem maiores alardes.

Sendo prático e didático, bom lugar é aquele em que você se orgulharia de contar ao seu filho que foi lá onde conheceu o pai dele.

Vá a lugares dos quais você não se envergonhe de dizer que freqüenta. E aproveite para freqüentá-los mesmo.

Evite os bares de paquera, onde todo mundo fica em pé, só na azaração. Esses bares se parecem mais com um açougue que exibe os cortes do dia.

Mas, se você não gosta de lugares dançantes, escolha choperias.

São lugares descontraídos, aonde as pessoas vão para beber, petiscar e bater papo.

Prefira aquelas que têm no cardápio um petisco, um sanduíche, enfim um prato especial. Assim, na hora em que rolar aquele início de conversa, do tipo *"Você vem sempre aqui?"*, sua resposta estará pronta. Sim, você vai sempre porque adora aquele petisco, porque o chope é servido no ponto que você gosta. E, mais, lugares como esses facilitam a vida do bom moço, que vai poder te oferecer um drinque ou te abordar sem parecer inconveniente.

Mas lembre-se, principalmente, de que não existe lugar certo para achar sua cara-metade, e sim postura pessoal certa.

Não saia de casa para ir a lugares onde:

1º *Você sente que tem o rabo preso com alguém.*
2º *Você acha que não é bem freqüentado.*
3º *Você acha que não tem nada a ver com você.*

Na dúvida se aquele é o lugar ideal para você estar, perceba: se está se sentindo mal ali, é porque não deveria estar ali realmente.

Se for convidada para sair, preste atenção onde ele a leva

O HOMEM até pode, nas duas ou três primeiras vezes, levar você a um lugar mais calmo, onde vocês dois fiquem mais próximos, com o intuito de te explorar melhor.

Mas você tem que ficar atenta quando ele começar a te exibir. Esta é a hora em que ele realmente mostra a que veio, qual o real interesse dele.

Se ele só quer se esconder, levando-a a lugares mais afastados de seu hábitat natural, e de que forma a conversa dele se desenrola, ou seja, o que ele realmente mostra querer saber sobre você, são os sinais da sua real intenção.

Normalmente, o homem, quando está mal-intencionado, leva a mulher em um desses lugares pequenos e escondidos, paga um chopinho, só pra cumprir tabela, não se interessa muito em saber mais sobre ela e, num espaço de tempo muito curto, faz o convite para o motel.

Mas, quando há boa intenção, o homem aproveita muito esses momentos iniciais com a mulher, fazendo muitas perguntas, demonstrando que realmente quer conhecê-la melhor.

No cronograma da paixão masculina, todo homem precisa, primeiro, admirar a mulher, confiar, para depois se apaixonar.

Lembre-se de que ele vai gostar muito do seu bom humor, dos seus planos, de sua filosofia de vida. E, para isso, um lugar tranqüilo, aconchegante, é muito importante também.

O estilo do lugar demonstrará boa parte das intenções do rapaz.

– Veja se é caro ou barato para ele. Isso mostrará se ele a valoriza.

– Veja o que rola nas mesas ao lado.

– Se aquele é um lugar que um homem iria com sua futura esposa, ou só com a amante.

Avalia-se o homem pelos atos, e não pelas palavras que diz.

Não dê tanta atenção às palavras dos homens, e sim aos seus atos.

Não adianta ele dizer que a adora, que você é especial, que nunca conheceu uma garota como você etc., etc., e só aparecer quando ele quiser.

Eis aí o sintoma de relacionamento Cafa-Cadastro.

Para não haver dúvida, de novo, olhe apenas o que o homem faz.

É comum, até, o homem magoar para ver se realmente a garota gosta dele.

É importante estar atenta.

Ele magoa, fala bobagem, mas ele aparece, está presente e tem atitudes que mostram que gosta de você. E é isso o que importa.

Lembro-me de um caso que vale a pena citar, só para exemplificar.

Uma moça de 35 anos me procurou, dizendo querer minha consultoria para se recolocar no mercado, porque seu namorado, que havia conhecido há seis meses e com quem já estava praticamente morando, até porque ela morava sozinha, de repente, sem um motivo real, consistente, tinha brigado e terminado o relacionamento com ela há três dias.

Expliquei-lhe que me parecia que ele estava fazendo um teste. Disse-lhe que deveria ficar em casa, chorando, mais uma semana pelo menos e que, se saísse, fosse bem discreta e escondida, pois ele deveria estar querendo ver se ela estaria sofrendo por ele.

E foi exatamente o que aconteceu. Dois dias se passaram e ele voltou. O relacionamento se ergueu, firme e forte.

É assim que nós, homens, lidamos com nossa insegurança... Fazer o quê?

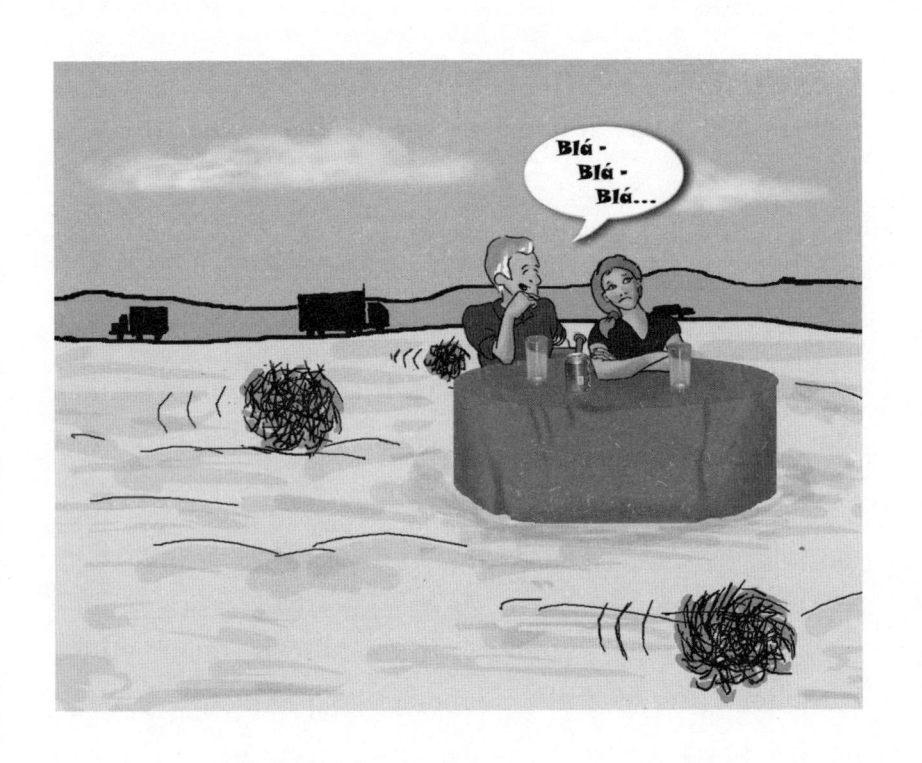

Sobre o entendimento

NÃO SE PREOCUPE TANTO EM ENTENDER OS HOMENS.

Mas preocupe-se muito em entender as intenções de um homem que estiver querendo se entender com você.

Não menos importante, certifique-se sempre se ele está entendendo você!

Porque, além de sermos mais burros que vocês nesses assuntos, costumamos nos fazer de "desentendidos" para administrar as mulheres-cadastro.[2]

Entendeu?

---

[2] Extraído do "Dicionário Secreto dos Homens", do livro *Sedução – uma estrada de mão dupla*, de Eduardo Nunes, Editora Novo Século 2000:
Mulher-cadastro é aquela que o homem só quer para transar, para matar o tesão. Costuma sair com ela geralmente entre segunda e quinta-feira, pois nos outros dias ele sai sozinho para cadastrar novas, ou, pior ainda, para sair com a namorada que você nem sabia que existia. Isso acontece porque todo homem sabe que a mulher-cadastro vai ficando chata à medida que sua insegurança aumenta e exige um posicionamento dele. É aí que ele some.
Segundo minhas pesquisas, cada homem hoje mantém, em média, pelo menos três mulheres-cadastro ativas, sempre na manga; ou seja: enquanto ela ainda está conivente e feliz com a situação.

Não é bom direcionar o tiro para um homem só. Você perde seu poder de barganha.

A GRANDE DIFERENÇA ENTRE HOMENS E MULHERES É QUE O HOMEM SABE, MAIS OU MENOS, O QUE QUER. E PROCURA ATÉ ACHAR.

A mulher, ao contrário, sempre procura fazer dar certo com os homens que aparecem em sua vida. O que acaba gerando uma negociação de forma totalmente errada.

Quando você vai fazer uma compra, é importante que o vendedor pense que está concorrendo com outros fornecedores. É assim que você acaba, mesmo sem pedir nada, ganhando uma série de benefícios, descontos, brindes etc.

No caso do homem, quando ele percebe que você está investindo totalmente nele, que ele é o objeto a ser comprado, acaba se supervalorizando, prejudicando assim a negociação, fazendo que você já saia perdendo terreno.

É importante que a mulher invista no homem quando ele a interessar. Mas, se ele não demonstrar interesse, aí então é mais importante ainda que haja outros homens interessados. A concorrência sempre chama a atenção, provoca o desafio. E, assim, o homem-alvo começará a prestar mais atenção. Esta técnica sempre tende a ter sucesso.

Se a mulher disser ou pensar "Eu quero este homem", fica difícil.

A dica é que uma mulher procure investir apenas na sutil sedução.

Se você quer um homem que declara ou demonstra não querê-la (para namorar), a dica é não atacar, para que ele não saiba que o deseja, e sim agir de forma que ele passe a desejar você.

Não é machismo. É técnica, protocolo e sabedoria feminina.

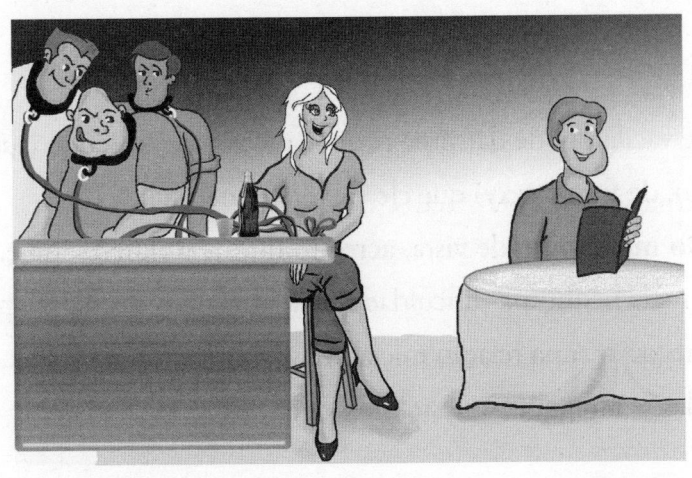

A melhor hora para rolar a primeira transa quente com sacanagem e palavrões é:

Para nós, homens, na maioria das vezes, a qualquer hora.

Para as mulheres, é melhor deixar para após terem o que desejam de um homem. Ou, no máximo, quando já têm quase certeza de que conseguirão.

Portanto, sabendo que nós sabemos disso, só faça o "show" após o ingresso estar pago!

Se vacilar, pode dar uma pequena instigada, dizendo (sussurrando, de forma sexy) que ele vai ter, se merecer.

Do meu ponto de vista, acredito que as mulheres, hoje, não têm mais nenhuma dificuldade para atrair um homem, apenas em negociar uma relação iniciante.

Elas se atrapalham neste momento.

Claro que o sexo tem que rolar, mas deveria acontecer somente depois de elas receberem o que acreditam merecer.

Ou seja, a ordem seria esta:

Relacionamento em troca de sexo e diversão.

Exatamente o que, geralmente, o homem quer primeiro, para só depois se apaixonar.

Pergunte a um homem se ele está pronto para se relacionar, ou quando vai ficar

Nós homens, basicamente, temos duas situações:

Pronto ou *Não-pronto* para nos entregarmos a uma paixão. Antes de tudo, verifique que tipo ele é, e depois:

Para o *pronto*: Veja se ele a escolheu.

Para o *não-pronto:* Calcule quando ele ficará. Se for demorar demais, é melhor que refaça seus planos em relação a ele.

Ou seja: é melhor trocar o namoro pela amizade.

Astral e auto-estima

Otimismo e sonhar são muito importantes.

Livros, peças de teatro, palestras, cursos, *workshops*, cinema com filmes que levantem o astral.

Revistas sociais, como *Caras*, *IstoÉ Gente*, para sonhar, são boas.

Evite, nessa época, desgraças e dramas.

Para não ficar completamente alienada, peça para aquele ou aquela pessoa alto-astral que você conhece para lhe passar as notícias que estão rolando. Na voz dessas pessoas, mesmo as maiores desgraças são mais *lights*.

Isso, pelo menos até estar bem amparada afetivamente. Funciona. Mas...

Tenha conteúdo

Fique atenta pelo menos nas principais manchetes.

Além de todos os benefícios da sabedoria e informação, ficará claro que você é uma mulher atualizada.

Nós, homens, valorizamos muito isso. Entendemos que uma mulher que está antenada com as notícias não está focada só em homens, como tantas.

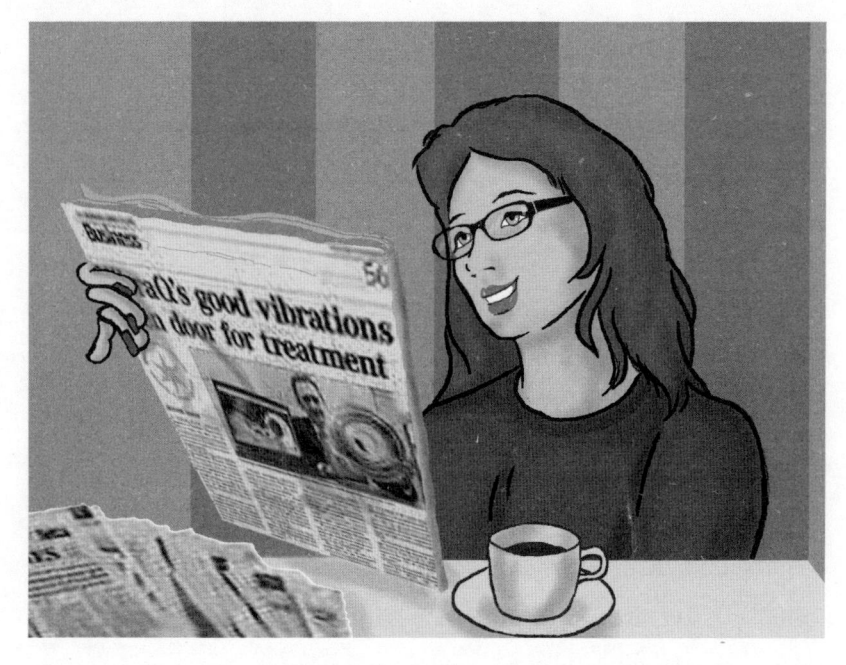

Seja abelhuda

PROCURE SER UMA PESSOA INTERESSANTE HOJE E SEMPRE.

Quem se interessa pelos assuntos importantes aos outros é uma pessoa interessante.

Por isso, não há problema em ser abelhuda, desde que seja com a intenção de aprender e opinar construtivamente. Pois, para criticar, com certeza ele já deve ter muitas pessoas que o fazem muito bem.

Muitos sábios já disseram que o assunto do qual as pessoas mais gostam é falar de si mesmas.

Logo, se você for uma pessoa interessada pelos outros, ele vai adorar tê-la ao seu lado para falar mais de si.

Esta é uma técnica que fará você ganhar a simpatia das pessoas e lhe trará mais facilidades para, num processo natural, reconhecer quem será o homem da sua vida.

Evoluir sempre

PODE SER QUE EXISTAM POUCOS HOMENS PROCURANDO UMA MULHER COMO VOCÊ É, PORÉM EXISTEM MUITOS HOMENS, NESTE EXATO MOMENTO, PROCURANDO A MULHER QUE VOCÊ É CAPAZ DE SER.

Liberte-se!

Pesquise e procure evoluir sempre, social, cultural e sexualmente.

Nós, homens, podemos ser idiotas, mas somos observadores e avaliamos tudo.

Depois, pode cobrar! Cobre caro que ele paga, porque nós, homens, fomos criados assim.

Uma grande mulher é um ser que complementa

GRANDE MULHER É AQUELA QUE FAZ UM HOMEM QUERER SER E SE SENTIR MAIS HOMEM AO LADO DELA, E NÃO AQUELA QUE QUER SER MAIS HOMEM QUE ELE.

E vice-versa!
Negocie com suas qualidades que dá negócio!

Nós, homens, não procuramos concorrentes, e sim combustível e complemento.

Sei que pode ser difícil para algumas mulheres, mas, na verdade, o amor que o homem procura é um amor quase que materno.

Não estou falando em concorrência com a mãe. Estou me referindo ao que a figura materna oferece: proteção, suporte.

E é este lado que é muito importante o homem encontrar na mulher de sua vida.

Tenho dito sempre:

A "puta", a mãe, a amiga.

É precisamente esta ordem que o homem usa para buscar sua mulher ideal.

E se você é uma mulher bem-sucedida, lembre-se, sempre, de que ele não está procurando uma mulher bem-sucedida, mas uma mulher que saiba, acima de tudo, diferenciar o momento em que pode e deve mostrar o quanto precisa dele, para que se sinta mais homem.

Nesta hora, ele retribuirá, fazendo-a se sentir mais mulher.

Portanto, enfatize ao seu parceiro suas qualidades que o complementarão. Com certeza, ele irá querê-la ao seu lado.

Espionagem e parceria para ter segurança

VOCÊ SABE O QUE SUA AMIGA FAZ QUE VOCÊ NÃO FAZ?

Só há um jeito de saber se você é boa de cama: sabendo tudo que suas amigas fazem na cama.

Reúnam-se para explorar isso, basta discutir o questionário do *site* www.seduzir.com.br.

Insegura ficava sua avó. Hoje só fica quem não se informa.

No meu primeiro livro, *Seduzir – Onde tudo começa*, fui muito mal compreendido quando disse que "A mulher, quanto mais madura, mais insegura fica, caso ela não se informe".

Na verdade, é isso mesmo o quero dizer: Se você não se informar, quanto mais o tempo passa, mais insegura ficará.

Mas, se você usar o tempo para ir treinando, quanto mais você estudar o assunto e mais o tempo passar, mais segura ficará. Essa segurança é fundamental para que o homem se sinta escolhido.

Então, não pare de estudar agora. Se você deu preferência para sua carreira, para o seu trabalho, e agora sua prioridade é encontrar um homem, comece pelo estudo, e não saindo à procura de um homem.

Isto, porque, quando a oportunidade aparece para quem não está preparado, em vez de sorte, significará um grande azar.

Portanto, prepare-se!

Veja quem você atrai e verá a imagem que passa

SE VOCÊ SÓ ATRAI HOMENS ERRADOS, ESTÁ NA HORA DE MUDAR.

Avalie-se agora. Reveja sua roupa, lugares, postura e suas companhias.

Teste até perceber que mudou.

Não mistifique, é simples assim mesmo.

Para nós, homens, a estratégia para "chegar" na garota é montada basicamente avaliando dois fatores: roupa e postura.

Obs.: Com quem você está também conta muito. Cuidado!

Busque informação na fonte

MUITAS SABEM QUE, PARA SABER SER UMA "PUTA" NA CAMA E UMA SENHORA NA SOCIEDADE, BASTA PESQUISAR CADA ASSUNTO COM SEU MESTRE.

Na sociedade, fale com as pessoas íntegras, de confiança, de sucesso pessoal e sentimental.

Para a "puta", tenha coragem e pesquise direto com elas... Você consegue, sim!

Hoje há recursos virtuais para as mais tímidas.

Só não se esqueça que sábio é aquele que tira a informação que lhe seja útil, e não a informação que destrói.

Se houver oportunidade, converse com uma garota de programa. Mas tome cuidado para não focar nas reclamações dela, preste atenção apenas quando ela se gaba, dizendo da capacidade que tem para seduzir e dominar os homens que leva para a cama.

Minha explicação para a fascinação que elas exercem está muito ligada ao humor sempre pra cima delas, misturado com a atenção que elas dão ao cliente, fazendo que ele se sinta desejado, especial e escolhido por elas. Neste processo, muitos afoitos se apaixonam. Pense nisso.

Criando uma conversa íntima

PODE SER CONSTRANGEDOR, MAS OS ÚNICOS ASSUNTOS QUE GERAM INTIMIDADE SÃO SEXUAIS OU ESCATOLÓGICOS, NOJENTOS.

Como acho que você preferirá o sexual, aproveite para avaliar um rapaz antes de ir para a cama com ele.

Faça-o falar.

Diga que leu, neste ou em um dos meus outros livros, que um homem deve expor antecipadamente o que ele faria sexualmente com uma garota.

Pergunte coisas do tipo:

– O que você faria sexualmente com a mulher que ama que não faria com uma outra qualquer?

Veja mais perguntas no final do livro e não o deixe enrolá-la com respostas ambíguas!

Interessada? Pense antes...

SE HOUVER DÚVIDA, ABORTE A IDÉIA.

Para ver se está ou não preparada para ir adiante, analise todas as opções abaixo, antes de fazer a primeira:
1. Eu o abraçaria?
2. Beijaria?
3. Deixaria que me tocasse?
4. Eu o tocaria?
5. Ele me proporcionaria um orgasmo?
6. Me daria prazer?
7. Eu faria sexo oral nele?
8. Transaria com ele?
9. Engoliria seu esperma?
10. Teria um filho com ele?

Uma das grandes diferenças existentes entre homem e mulher, é que ela deixa para pensar na medida em que as coisas vão se desenvolvendo.

Então, se ele vai pôr a mão ali... "Ah! Deixo ou não deixo... Deixo, ou não deixo..."

Com o homem não é assim. Geralmente ele tem que pensar antes, porque não pode falhar na hora H. Ou seja, não pode pensar em outra coisa, a não ser na sua ejaculação, quando a coisa está para rolar.

É por isso que eu acho importante que a mulher use essa mesma filosofia, porque assim vai evitar que se engane. Se ela pensar em todas as possibilidades que podem acontecer com aquele homem antes de chegar às vias de fato, isso só vai facilitar seu posicionamento.

E, se depois de responder às perguntas houver uma só resposta, o SIM, convide-me para o casório, o.k.?

Ejaculação precoce versus *orgasmos múltiplos*

SE A MULHER FOR SÁBIA, ELA TEM QUE PARAR DE SE PREOCUPAR COM A POSSÍVEL EJACULAÇÃO PRECOCE E USAR DO SEU GRANDE BENEFÍCIO, QUE É PODER TER ORGASMOS MÚLTIPLOS, E O MAIS RÁPIDO POSSÍVEL.

Se a mulher pode ter orgasmos múltiplos, por que ficar esperando, por que demorar, por que só ficar curtindo? Quanto mais ela gozar, melhor será para ela. E será também para o homem, porque tira a ansiedade dele.

Sem esse acúmulo, essa preocupação, minimiza-se a possibilidade de uma brochada, e até mesmo de uma ejaculação precoce.

Isso não é tirar a responsabilidade das costas do homem, mas alguém precisa dizer isso. Nunca vi ninguém se referir a esse assunto.

Procuram-se vários tratamentos para a ejaculação precoce, mas pouco, ou nada, se fala que na maioria das vezes o problema está com a mulher, que não consegue atingir o orgasmo.

A mulher não conseguir atingir o orgasmo já é um obstáculo por si só. Mas, mesmo as que conseguem, não treinam para consegui-los o mais rápido possível para ter vários em uma mesma transa. O que, para o homem, é bárbaro, e, para ela, não precisa nem dizer, né?!

Vamos transar a três?

DEVE ESTAR NA MODA, POIS SEMPRE ME PERGUNTAM O QUE ESPERAR DE QUEM FAZ UMA PROPOSTA ASSIM.

Vale lembrar que, como temos um comportamento sexual sempre evolutivo, a melhor resposta para uma proposta desta é alguma coisa do tipo: "Talvez, se um dia eu tiver confiança suficiente no meu homem para deixar que isso aconteça, quem sabe...".

Ainda não é o fim do mundo, mas se receber um convite ou proposta deste tipo, o mais importante, antes de dar a resposta, é saber a intenção:

1. Bem-intencionada:
– Quer ajuda para proporcionar mais prazer.

2. Duvidosa:
– Não dar motivos, ou transparecer simples fantasia, inconseqüência ou egoísmo.

Após avaliar isso, decida-se.

Caso queira experimentar, mas não tenha um homem – marido ou namorado – para fazer isso com você, pode usar um dos homens, digamos, um dos seus amigos, ou um daqueles homens errados guardados na manga.

Mas, veja bem: É muito importante que você tenha consciência de que isso tem que ficar só entre você, este homem e a terceira pessoa com quem for rolar. Certifique-se de que sejam confiáveis, porque você não sabe se amanhã vai ter que se sentar à mesma mesa com eles e seu namorado ou marido.

É sempre bom pensar no futuro.

Estrias e celulite são bobagens

O QUE EXCITA OS HOMENS É A INTENÇÃO, E A SACANAGEM INTRÍNSECA.

Traduzindo:

Para nós, homens, é mais excitante uma gordinha com marca de biquíni cavado do que uma mulher maravilhosa com marca de cuecão.

Ou melhor, o que vale é como a mulher se relaciona consigo mesma e quais são suas características e filosofias sexuais reais (limites e fantasias).

Agora... Um detalhe parece ser real, a descoloração dos pêlos dos braços!

Uma pesquisa feita por mim mostrou que chama a atenção realmente, pois vende a idéia de cuidados íntimos, tal qual a mão bem-feita. Nesta pesquisa, perguntei se era indiferente a cor, pêlos escuros, loirinhos ou não ter pêlos?

Todos votaram: loirinhos ou não ter pêlos.

Agora, você decide.

Passe o recado e aguarde o retorno

NÃO GASTE TODA SUA ENERGIA SE PREOCUPANDO EM ENTENDER OS HOMENS QUE SE RELACIONAM COM VOCÊ.

Centralize seus esforços em certificar-se de que eles entendam o que você quer dizer, sempre.

Uma mulher pode ter desculpa para sua estética. Mas, para seu mau desempenho na cama não!

Dizem que hoje não tem mulher feia, apenas mulher pobre.

Isso, em razão dos recursos da cirurgia plástica.

Frase pesada, mas real.

E, veja bem: Quanto à sua aparência física, há recursos à mão para se tornar mais bonita, como uma maquiagem bem-feita e variados tipos de exercícios físicos para modelar seu corpo. De qualquer forma, tirando dinheiro e tempo, não há mais motivo para uma mulher não ser bonita, sensual e atraente.

Quanto à prática e ao comportamento sexuais, são totalmente democráticos. Basta informar-se, estudar as possibilidades de forma bem barata e muitas vezes gratuita.

Livros como os meus e *sites* existem aos montes.

Veja que este movimento é certo e benéfico para as relações homem-mulher, pois fará que deixemos de nos preocupar tanto com o sexual e passemos a olhar mais o social. Como era antigamente.

Melhor explicando: Quando se tiver conhecimento de que todas as mulheres, pelo menos de uma certa faixa etária, ou de um certo nível social, estão niveladas no comportamento sexual, o homem vai prestar mais atenção, daí para a frente, na questão social dela, na questão afetiva, na empatia.

Hoje, existe uma preocupação muito grande com esse comportamento sexual pela sua alta variação.

Mas, se as mulheres estudarem, se pesquisarem, se se compararem, sempre evoluindo, essa condição vai fazer que exista novamente uma homogeneidade no comportamento sexual das mulheres.

E é isso o que eu espero que aconteça dentro de alguns anos, para que acabe essa fase de querer experimentar todas as mulheres porque são todas tão diferentes umas das outras. A partir do momento em que elas tiverem um comportamento mais padrão, a ansiedade masculina vai diminuir e, conseqüentemente, ficará mais franca a negociação.

Coloque-se em forma!

FALTA DE TEMPO E DE OPÇÃO NÃO SÃO MAIS ACEITAS. NÃO SÓ POR UMA QUESTÃO DE BELEZA ESTÉTICA, MAS PELA SUA SAÚDE, VOCÊ PRECISA FAZER EXERCÍCIOS FÍSICOS. VIDA SEDENTÁRIA LEVA À VELHICE MUITO MAIS RAPIDAMENTE.

Academias de ginástica há em todos os lugares. Basta você escolher uma. Mas, não se esqueça, além de passar por uma avaliação para saber quais exercícios são os mais indicados para você, é importante que escolha uma academia bem freqüentada.

Hoje, academias são pontos de encontro de pessoas de bem com a vida, que buscam saúde e amizades afins.

Portanto, chega de ficar sonhando com um corpo bonito sem esforço. Isso não existe. E nem pense em se exercitar em casa, porque cansa, e a rotina solitária leva à desistência.

Procure uma academia, conheça pessoas, coloque seu corpo em forma. E seja feliz.

Uma mulher que se cuida com asseio e se preocupa com seu corpo passa uma mensagem positiva de alto-astral e auto-estima.

Quando o homem quer se casar?

O MELHOR MOMENTO PARA UM HOMEM INICIAR UM NAMORO SÉRIO APARECE JUNTO COM O SURGIMENTO DA CONSCIÊNCIA DE QUE CHEGARÁ UMA ETAPA DA VIDA DELE EM QUE SÓ UMA "CERTA MULHER" LHE PODERÁ DAR, ALÉM DE SATISFAÇÃO SEXUAL, PAZ DE ESPÍRITO.

E será no colo desta mulher que ele encontrará motivação e ambiente propício para crescer pessoal, familiar e profissionalmente.

Uma boa mulher o fará sentir-se assim no exato momento em que a conhecer ou que ela encantadoramente ensiná-lo num curto espaço de tempo.

Mostre-lhe isso e veja se ele não concorda.

Eu me amo e posso provar!

ESTA FRASE É TÃO BÁSICA QUE CHEGA A SER RIDÍCULA, MAS TEM GENTE QUE SE ESQUECE DISSO.

Antes de querer gostar de alguém, e que alguém goste de você, é preciso que você goste de si mesma, e prove!

Somente sabendo o valor de algo é que sabemos dar o preço.

Use o espelho sempre.

Transou e sumiu.
O que é isso?

SE UM HOMEM QUE A SEDUZIU, FEZ PROMESSAS OU OUTROS COMENTÁRIOS, TEVE INTIMIDADE E DEPOIS SUMIU POR MAIS DE 48 HORAS, SIGNIFICA QUE ELE NÃO QUER NADA SÉRIO COM VOCÊ.

Sua amiga poderá xingar quando ler isso, ou mesmo ele quererá desmentir... Mas este é o típico comportamento de um cara para com uma "Mulher-cadastro".

É importante saber que esta é a forma de a maioria dos homens agirem quando respeitam os sentimentos da garota, pois evita que ela se apaixone por eles e se magoe ainda mais.

Procure ver um homem como ele é!

E NÃO COMO VOCÊ QUER OU ESPERA QUE ELE SEJA.

Isso vai facilitar muito na busca, no encontro e na negociação.

Na busca, você o encontrará onde ele gosta de ir. E como ele é, basta perguntar.

Quando um homem gosta de uma mulher, ele é o primeiro a querer se mostrar. Se rodear, é porque está de sacanagem.

Um homem galinha ou cafajeste pode mudar?

U̲M̲ C̲A̲R̲A̲ galinha ou cafa começa a deixar de sê-lo no momento em que encontra uma garota que ele acredite ser a "Mulher Certa".

A complicação desta transformação é que ele só acredita mesmo que pode se tratar da "Mulher Certa" após, na maioria das vezes, testá-la da seguinte forma:

1. Comporta-se como um cafa ou galinha para ver se ela aceita.
2. Mostra-se incrédulo no amor dela para ver se ela o convence.

Paciência com a gente, por favor. Respeitem a nossa insegurança!

Nós, homens, não somos ensinados a amar uma mulher, e sim a tomar cuidado com elas

POR ISSO A MULHER APAIXONANTE SABE QUE PRECISA DE UM POUCO DE BOA VONTADE PARA ENSINÁ-LO A AMAR.

Para nós, homens, o amor "pega no tranco"; para a mulher, parece ser "partida elétrica".

Pedimos às mulheres um pouco de paciência e tolerância, e acho que vocês devem dar.

Eu disse *um pouco*.

Este pouco é o limite para que você comece a se sentir usada. Se isso ocorrer, chute-o na hora.

Cabe lembrar que é comum darmos umas pisadas na bola no começo para medir o amor e a tolerância da mulher. É a nossa fase de maior insegurança. Nessa hora, pode apertar, senão nunca saímos de cima do muro.

Principalmente na fase que antecede o assumir o namoro: como já disse, é muito comum o cara fazer esses testes para ver se a garota realmente gosta dele. O cara magoa, fala bobagem, e até termina o relacionamento para ver se ela vai chorar, se vai sofrer.

Acredite, isso é muito comum mesmo. Eu mesmo, infelizmente, já vi muitos possíveis grandes amores sendo quebrados por causa do desconhecimento desse tipo de comportamento pelas mulheres.

O cara termina pra ver se ela chora, e ela reage: "Não vou chorar mesmo!", e cai na balada no dia seguinte. Isso pode ser perigoso.

Acredito que vale a pena ela mostrar pro cara que está mal, que ficou triste, o tempo que achar necessário para que ele entenda que ela realmente gosta dele e o quanto está magoada.

Agora, depois disso... A fila anda!

É muito importante entender esse processo.

Nós temos muito medo de amar.

A primeira vez como se fosse a última

PREÇO PAGO? DÊ O MÁXIMO.

Uma vez avaliado e decidido, uma mulher pode "soltar a fera que existe dentro dela", sem medo.

Ela, entretanto, precisa estar feliz com o que está recebendo dele.

Não se preocupe com o que ele vai pensar, pois não há mulher padrão para nós homens. A que é *safada* para um, é *puritana* para o outro.

O que vai valer é ela ter os mesmos conceitos de respeito em relação ao seu parceiro.

Esteja segura na hora H, mas se rolou e não estava, então explique

SE UMA MULHER FOR PARA A CAMA INSEGURA, É MELHOR EXPLICAR A ELE O PORQUÊ DA INSEGURANÇA, EM VEZ DE DEIXAR QUE ELE TIRE SUAS PRÓPRIAS CONCLUSÕES, OU, PIOR, ACHAR QUE ELE NÃO PERCEBEU.

Nós, homens, costumamos ser "meio céticos e burros", e pensamos sempre o pior.

Imagine o que um cara pensa de uma garota que, enquanto transavam, deixou transparecer, pela insegurança, que ela não tinha certeza se devia ter ido...

Leviana ou apaixonada? Você decide.

Uma mulher deve saber cozinhar?

Estudos mostram que o ser humano tem uma hierarquia de necessidades. A primeira delas é com a Fisiologia, e a segunda, com a Segurança.

Daí deve vir a explicação de por que tantos homens dizem sim para a pergunta acima.

O consenso, e dica, é: Mesmo que uma mulher nunca precise entrar na cozinha, é importante que ela saiba, no mínimo, o "arroz com feijão", para que, pelo menos, possa eficientemente fazer a lista de compras no futuro.

Seria isso machismo ou instinto de sobrevivência? Pergunte ao seu futuro parceiro.

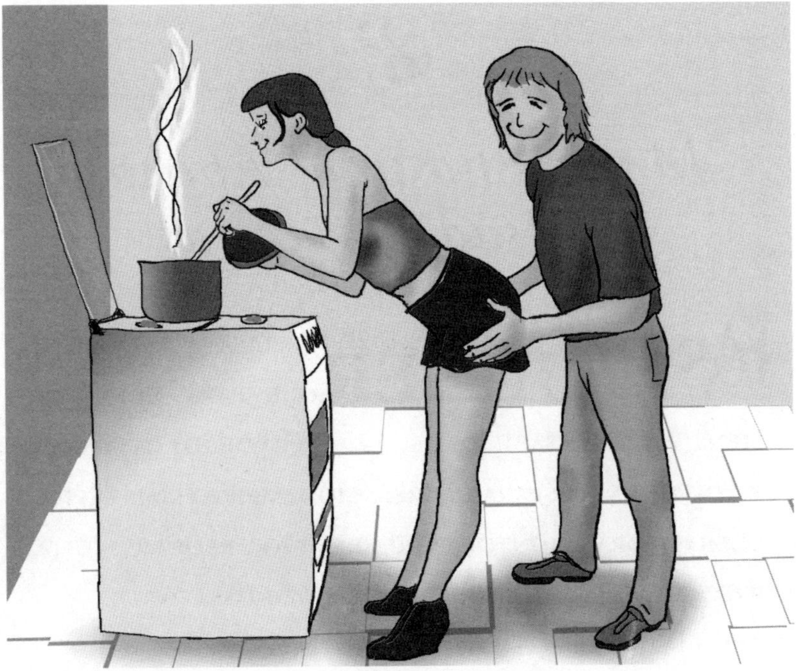

Machismo não! Apenas divisão de tarefas

A MULHER PRECISA ENTENDER QUE PARA NÓS, HOMENS, A RESPONSABILIDADE, A DECISÃO DE UM CASAMENTO OU DE PARTIR PARA UM RELACIONAMENTO MAIS SÉRIO, COMO MORAR JUNTO, POR EXEMPLO, REQUER MUITA PREOCUPAÇÃO E MUITA SERIEDADE DE NOSSA PARTE.

A mulher parece ser mais inconseqüente, liga o "dane-se" com mais facilidade com relação a isso. Mas o homem se preocupa muito. Até porque a tradição da sociedade machista impõe ao homem muito mais deveres práticos, como prover e dar segurança à mulher e aos filhos, do que à mulher.

O homem se preocupa muito com quem vai fazer o quê, quem vai pagar o quê. Então, não é machismo quando a gente diz quem tem que cozinhar, arrumar o carro etc.

Na verdade, acaba sendo natural que cada um realize as funções que a sociedade, machista ou não, acaba impondo, por neurolingüística ou por força do hábito.

Não importa qual a sua preferência, o que importa é que esse assunto tem que ser discutido para que o homem se sinta seguro o suficiente para assumir um relacionamento com aquela determinada mulher.

Então, muito cuidado com comentário do tipo "Não cozinho, não sei sequer fritar um ovo". Tudo bem se esse comentário vier acrescido de "Mas, em compensação, sou aquela que arruma tudo, limpa tudo, cuida de tudo".

Resumindo, é uma questão de funções, e não de machismo.

Às vezes sou mal compreendido com relação a isso, mas quero deixar bem claro que não leva a nada você querer se desviar do problema, porque este é um assunto muito importante, que tem de ser discutido com o homem, e é fator fundamental na hora de ele fechar o negócio com aquela que será a mulher de sua vida.

Muita atenção! Espero que dê tudo certo!

Para ser boa de cama e segura de si, não importa ter 20 ou 50 anos, ser virgem ou ter tido centenas de homens

D<small>URANTE AS CONSULTAS, OBSERVO QUE AS MINHAS CLIENTES QUE TÊM UMA POSTURA CURIOSA, INVESTIGATIVA, DE ESTUDO E PESQUISA, EVOLUEM MUITO MAIS E ENTENDEM MUITO MAIS RÁPIDO O PROCESSO DE SEDUÇÃO E NEGOCIAÇÃO, E MUITO RAPIDAMENTE JÁ ESTÃO DOMINANDO NOVAMENTE O SEU COMPORTAMENTO, E PRINCIPALMENTE DOMINANDO O PARCEIRO EM QUEM ELAS ESTAVAM APENAS DE OLHO.</small>

Quanto mais informação sobre o assunto uma mulher tiver, mais segura, capaz e encantadora ela fica.

Não depende de idade nem da quantidade de experiências, e sim de qualidade, estudo, pesquisa e empenho.

Uma mulher não deve ter vergonha nem má vontade de estudar e perguntar tudo o que possa ajudá-la.

Se ficar parada, ficará para trás. E isso vale tanto para a vida escolar, profissional, social, quanto, e não por menos, na afetiva e sexual.

A grama do vizinho pode ser mais verde, mas com certeza tem outros problemas

QUANDO OLHAR PARA O LADO PARA VER COM QUEM ESTÁ DISPUTANDO O ESPAÇO, NÃO SE INTIMIDE COM IDADE E BELEZA, MAS TAMBÉM NÃO MENOSPREZE.

O que vale é o que uma mulher sabe, como negocia e que imagem passa aos homens. Aprenda a usar essas ferramentas a seu favor sempre, do mesmo jeito que ensino nos meus livros como usar um cafajeste ou galinha.

É importante perceber o que pode ser copiado, prestando atenção aos pontos que chamaram a atenção do parceiro, valendo até pedir dicas à concorrência.

Por que não?

Quão importante é ter bom humor?

MUITO, PARA A SAÚDE DO CORPO E DA ALMA.

Uma pessoa sorridente e feliz vale ouro!
Principalmente se você é solteira e está na fase inicial de um relacionamento.
Se puder controlar, faça como a Suzana Vieira disse em uma novela: "Ria na sala e chore apenas no quarto".
Um sorriso abre portas e fecha contratos. Atrai muito mais que qualquer rostinho bonito emburrado.
Tenha na manga um sorriso especial para pessoas especiais, pois são como uma flechada de cupido no peito de um homem.

Por que um homem adora estragar os planos de uma mulher?

É UMA FORMA DE SABERMOS SE SOMOS REALMENTE ESPECIAIS PARA ELA.

Sábia é a mulher que, além de ter objetivos e metas "imexíveis", tem alguns inventados só para que um homem em especial possa atrapalhar.

Essa atitude, ou argumento, poderá ser usada como ferramentas de fechamento. Ou seja, a mulher topa abdicar do plano, mas o homem precisa definir a situação.

Espionagem estratégica solitária

SEI QUE PARA MUITAS É IMPENSÁVEL, PORÉM É A COISA MAIS CERTA A SER FEITA HOJE:

Saia sozinha pelo menos uma vez a cada seis meses, apenas para estudar locais e pessoas.

Vá à vontade, sem pretensões de conhecer ninguém, apenas para observar as outras mulheres e como os homens estão estrategicamente abordando as mulheres.

Escolha no máximo três homens para observar, para não perder os detalhes.

Assim, você verificará o percentual de chances de, naquele lugar, encontrar algum homem interessante, e se eles se interessarão por você.

Abordagem? Facilite, mas não dê

QUANDO ESTIVER DESEJANDO CONHECER GENTE NOVA OU MESMO FOCADA EM UM INDIVÍDUO, ESTEJA NUMA POSIÇÃO DE FÁCIL ACESSO.

Ao sentar-se ou parar em algum lugar, avalie a dificuldade que um possível pretendente terá para chegar a você. Nós, homens, adoramos quando a mulher está de um jeito que só ela nos escute, pois se for para tomar uma tabuada, poucas pessoas verão. Então, avalie e ajude.

Estrategicamente, o ideal é nunca abordar um homem, mas pode acidentalmente até cair no colo dele. Sempre sem puxar conversa!

Senão, não terá como avaliar o interesse dele.

Dica de facilitação de abordagem

SER HOMEM não é fácil quando o assunto é abordagem, porque algumas facilidades são como um *outdoor* para chamar a atenção:

Uma mulher passeando com um cachorro ou qualquer bicho de estimação.

Com um livro ou revista com a capa aparecendo, mas que ela não esteja lendo na hora.

Enfim, coisas que possam ser um gancho fácil de puxar assunto ajudam muito!

Vista-se com a sensualidade que melhor a represente em cada situação

QUANDO SE VESTIR COM O PROPÓSITO DE SEDUZIR UM HOMEM, LEMBRE-SE DE AVALIAR-SE NO ESPELHO, IMAGINANDO QUAL O RECADO QUE OS HOMENS RECEBERÃO. SE TIVER ALGUM NEUTRO PARA PERGUNTAR, NÃO HESITE.

Eu sei que algumas devem dizer: "Tô pouco me lixando com o que eles vão pensar", mas, no fundo, pode não ser bem assim.

Não é aconselhável a uma garota desacompanhada estar tão sensual num restaurante como estaria numa danceteria.

Valorizamos uma mulher sensual, mas, na maioria das vezes, só depois que já confiamos nela.

Pergunte a um homem, que tenha coragem de responder, o que ele acha vulgar ou leviano em uma mulher

DE PREFERÊNCIA, UMA QUE ESTEJA À VISTA DE VOCÊS NA HORA.

Perceba se ele menciona roupa ou comportamento, o que ele diz, e avalie se bate com sua opinião.

Tenham uma boa discussão.

Mas controle-se ao querer mudar a opinião dele. É importante você saber qual a opinião sincera de um homem a respeito disso. Não adianta você ficar tentando impor o que acha certo.

Lembre-se de que, depois de conquistá-lo, você é quem ditará as regras. Mas, até lá, ele tem os seus medos, anseios, que devem ser respeitados, ou, pelo menos, entendidos.

Comentários dos amigos dele

É MUITO IMPORTANTE PRESTAR ATENÇÃO NOS COMENTÁRIOS DOS AMIGOS DE SEU PRETENDENTE, MAS NÃO OS LEVE AO PÉ DA LETRA.

Muitas vezes, na ânsia de dizer algo legal e motivador à garota, é comum falarmos bobagem.

Também não somos de dar alfinetadas, então não viaje na maionese.

Leve em consideração apenas duas principais situações:

1. Boa – Eles quiseram me agradar e me respeitar (ninguém a cantou).

2. Má – Brincaram demais, ou não falaram nada, e algum se insinuou na cara-dura (ou eles não são amigos de verdade ou pode significar que o cara deu sinal verde para cantarem você).

A mulher apaixonante costuma conquistar a simpatia dos amigos dele, mesmo porque, um comentário de um amigo dizendo coisas do tipo "Cara, ela já é assim agora, imagina depois..." pode ser fatal. Gosto de explicar que isso ocorre muito mesmo, pois somos inseguros na hora da escolha.

Filosofia da "minha culpa"

PARA EVOLUIR SEMPRE COMO PESSOA, PROCURE ATRIBUIR-SE A CULPA DE TUDO DE RUIM QUE LHE ACONTECE.

Mesmo que o motivo encontrado seja a imaturidade de um cara, pense que a culpa de perder tempo e amor-próprio com ele foi sua, por não ter percebido antes.

Assim, poderá cair uma vez, mas duas será difícil de acontecer.

Não se preocupe em perder algumas batalhas, se tiver certeza de que vencerá a guerra.

Homem? Só se for limpinho

HOJE, MAIS DO QUE NUNCA, UM HOMEM PRECISA TER UM MÍNIMO DE ASSEIO. AQUELA FILOSOFIA ANTIGA DE "NÃO IMPORTA O QUANTO BALANCE, O ÚLTIMO PINGO É DA CUECA" ACABOU. SE O HOMEM QUISER BRINCAR OU MESMO RECEBER SEXO ORAL, ELE PRECISA ESTAR PRONTO PARA ISSO.

Exija respeito e higiene, mais do que exigiria se fosse para a cama com ele.

Não precisa nem correr riscos desnecessários, basta olhar as unhas dele. Se elas, que estão à vista, estiverem ruins, imagine o resto.

Avise-o que aparar os pêlos e usar anti-sépticos íntimos são ótimos e indolores.

As mulheres comandam o show

Nós, HOMENS, PODEMOS, E ADMITO QUE ÀS VEZES ATÉ DEVEMOS, SER ENGANADOS NO QUESITO SEXUAL.

Seja em um possível fingimento de orgasmo dela para não nos frustrar como ouvir um "talvez" no lugar de um "não" a qualquer fantasia sexual que seja proposta a elas.

Acho aconselhável esta postura da mulher, pois além de poder mudar de idéia um dia, como já deve ter feito no decorrer de sua vida, nunca decepcionará um homem.

É melhor errar para mais, não é?

Não perca nenhuma chance de ser encontrada!

É ISTO MESMO!

Não perca nenhuma chance de ser encontrada, desde que seja num lugar, como já vimos, que você possa ir sem o menor preconceito de sua parte!

Eventos sociais, cursos, palestras, *workshops*, *vernissages* etc.

E não mire apenas homens, pois as mulheres apresentam as amigas, e é muito importante para nós homens que nossa mulher tenha qualquer indicação, procedência ou garantia a mais.

Amigos casados também são ótimos.

Uma coisa que pouca gente diz é que todos os casais sentem falta de outros casais para sair. Por isso, é muito comum eles fazerem um grande esforço para apresentar e juntar outros amigos.

É uma das diversões dos casais, que une o útil ao agradável.

Não os negligencie.

Existe uma pesquisa que diz que praticamente 70% dos relacionamentos novos nascem de uma apresentação. Portanto, não quebre sua teia de amizades.

Você tem uma amiga para apresentar? Quero muito namorar

MUITAS PODEM NÃO ACREDITAR, MAS ESTA INDAGAÇÃO É MUITO COMUM, PARA NÃO DIZER CERTA.

Todo homem solteiro, que está pronto, faz esta pergunta aos amigos e amigas.

Para dar certo, ninguém pode estar com pensamentos imediatistas. Ou seja, pode não ser ele, mas um amigo dele a sua alma gêmea.

Ele, de qualquer forma, tentará tirar uma casquinha, e aí é hora de avaliar o que vale mais: Um sarrinho com ele agora, mas nada amanhã, ou apenas amizade agora e moral para com os amigos dele amanhã.

Você decide. Mas tenha sempre bons amigos!

Pergunte a um homem qual a prática sexual mínima que uma mulher deve topar para que ele se case com ela, e quanto tempo ele aguardaria para que ela se soltasse e se mostrasse apta para praticar

ENTENDA que este é um quesito de extrema importância, pois assim se mede tanto a expectativa do parceiro quanto os seus limites.

Aproveite para mensurar o preço a ser pago, caso seja um pretendente forte.

Um homem aprende no decorrer da vida que qualquer mulher normal é capaz de aprender e lhe proporcionar o máximo de prazer, mas isso tem um preço, e é ela quem dá.

Você sabe o que vai pedir?

Exija flores

Se um cara quiser sair com você, diga brincando:

"Acho que não vai dar, porque minha mãe me ensinou a jamais sair com um homem que nunca lhe enviou ou deu flores".

Se ele estiver pelo menos 50% bem-intencionado, você receberá flores, senão ele sumirá ou desconversará.

Flores remetem a romantismo e a sentimento. Coisa que homem bem-intencionado deseja, e homem galinha ou cafajeste respeita e, portanto, não brinca.

Quando um homem realmente deseja uma mulher e está bem-intencionado, você é a primeira pessoa a saber...

Quando um cara não a quer para namoro ou está mal-intencionado, você geralmente é a última a saber.

Para não se dar mal, literalmente, basta prestar atenção e ver se ele está deixando clara sua boa intenção, senão correrá o risco de ser "usada" ao máximo.

Um homem, quando gama, procura fazê-la se sentir especial desde o primeiro momento, estar o tempo todo disponível, e até cancela compromissos por você.

Mas, veja bem: Isso só vale se você não estiver exigindo, e apenas se ele sentir que pode fazer isso para te agradar.

A primeira sacanagem com a amada a gente nunca esquece!

PERGUNTE a um homem que já namorou se ele se lembra da primeira atitude realmente atrevida da parte da garota que definiu a situação e o fez se apaixonar por ela.

A primeira ereção a gente nunca esquece!

Assim como a mulher jamais esquece sua primeira transa, o homem nunca se esquece daquele primeiro gesto ousado, seja uma passada de mão, uma mordida ou uma exibição.

Não importa o que seja, mas, sim, o que representa a sacanagem intrínseca na atitude safadinha dela, que servirá para nortear toda a evolução sexual que terão a partir dali.

Namorar na internet

NÃO TENHA PRECONCEITO NEM RECEIO DE CONHECER PESSOAS NA INTERNET.

Tenha, sim, precaução dobrada. Existem excelentes sites no mercado, simples e sérios como a vida real deve ser.

A desvantagem é o monte de inadequados que aparecem, mas a vantagem é poder despachar um "chato" com a facilidade de um *click*!

Pode imaginar o ganho de tempo?

Todo lugar tem seus perigos, na net são os canalhas, ou seja, irão falar o que você quiser ouvir para poder tê-la.

Se você perceber algo errado ou estranho… Não hesite. *Click*!

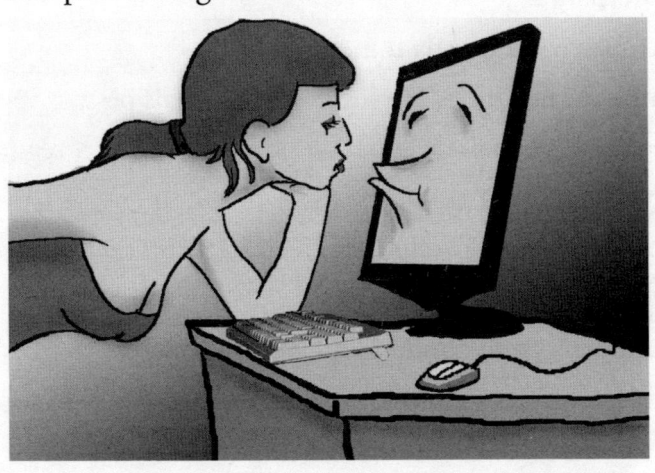

Você acredita que é possível se apaixonar por uma garota que conheceu na internet?

A INTERNET É UM MEIO, UM CANAL PARA SE ENCONTRAR DE TUDO:

Diversão, informação, negócios, sexo, com certeza amigos, e, sim, até amor. Lembremos apenas de que, assim como nas ruas, haverá também problemas, picaretas, vagabas, cafajestes, canalhas etc.

Porque é fácil alimentar a fantasia e a possível carência de uma internauta.

Não abaixe sua guarda nunca!

Só marque encontros em lugares aonde mais pessoas vão, para ter uma chance a mais de conhecer pessoas novas e ter segurança.

Segundo minhas pesquisas, entre nós, homens, já não existe mais nenhum preconceito com relação à internet, o que não acontece entre as mulheres.

Os homens estão conhecendo garotas pela internet sem problema algum, e comentando com os amigos. E estão namorando, e casando.

Tenho percebido o preconceito muito mais entre as mulheres, os homens não se referem a nada que desabone essa conduta, ou seu interesse pela mulher pelo fato de tê-la conhecido pela internet.

Perceba que o importante é a negociação, e não onde você encontrou a pessoa. O cuidado recomendado é quanto às fotos também, pois, como digo na vida real, a virtual deve vender sua personalidade real. Não abuse.

Lembre-se: o jeito como uma mulher escolhe suas amizades é avaliado quando um homem escolhe uma mulher para amar.

Pois, como sempre digo, nós, homens, temos dois medos: o primeiro, de brochar; o segundo, de sermos traído. Portanto, vamos sempre levar em consideração como uma mulher escolhe suas amizades e, principalmente, como cria novas amizades.

Pergunte a um homem se ele prefere achar uma deusa ou ser um deus

SE ELE ESTIVER MADURO, PROVAVELMENTE RESPONDERÁ QUE QUER ACHAR A DEUSA.

De qualquer forma, não é aconselhável para uma mulher idolatrar um homem nem se declarar perdidamente apaixonada antes que ele esteja cobrando isso.

Ele muito provavelmente não dará o devido valor.

Mantenha-se 90% do tempo sobre o pedestal, sendo sua deusa, só não se esqueça de que 90% não são 100%.

Para nós, homens, o exercício da eterna conquista é o melhor estimulante.

Que reação você espera de uma garota quando o homem "brocha"?

QUANDO UM HOMEM BROCHA, NÃO HÁ O QUE FAZER NEM É MOTIVO PARA A GAROTA ENCANAR. O JEITO É ESPERAR PELA MANIFESTAÇÃO DELE.

Quando ele descobrir o que aconteceu, irá querer reverter o fiasco tão logo consiga marcar um novo encontro.

Se ele não aparecer mais, aí sim vale a pena procurar saber se o "problema" foi com ela ou com ele.

Isso se ela ainda quiser saber, pois nós homens já aprendemos que se "mandar mal" com uma garota, ela nunca mais vai ligar. Imagine quando a falha é geral.

Malvadas!

Turbinado!

HOJE, como todos já sabem, existem as pílulas que resolvem o problema de impotência sexual. Mas, o que muitas não sabem é que essas pílulas "turbinam" também os que não têm problemas sexuais, e eles estão usando isso.

Bom... O que é importante saber é que os homens em geral têm a curiosidade de experimentar, e pode ser de grande valia a idéia partir da mulher. É claro que nunca se deve dar a conotação de que ele precisa, mas apenas que seria curioso e excitante...

Não quero fazer apologia a nada, apenas, como sempre digo, a mulher apaixonante está ligada nas novidades, e esta é uma.

Vale ressaltar que o objetivo é dar ao homem a sensação de ter uma mulher que topa com ele, e isso vai deixá-lo com a sensação de quem está com o futuro sexual garantido!

A sabedoria do magnetismo

QUANDO FOR PARA SEDUZIR OU CHAMAR A ATENÇÃO, IMAGINE-SE COMO O PÓLO ATRAENTE DE UM ÍMÃ.

Após atraí-los, use o pólo repelente, para escolher e negociar.

Dê um desconto, ou facilite um pouco apenas para os atrapalhados.

Descarte os debochados, pois invariavelmente são indivíduos mal-intencionados.

O que você pensaria se encontrasse camisinha na bolsa da sua irmã?

CAMISINHA EM BOLSA DE MULHER SEMPRE FOI UM MITO, POR ISSO ESTÁ NA HORA DE DISCUTIR.

Pergunte a um homem ou aos amigos o que eles pensam de uma garota que não tem namorado, mas sempre traz camisinha na bolsa.

A questão a ser discutida é se ela não seria inconseqüente em querer estar preparada para uma situação que deveria ser bem pensada e, portanto, não exigiria estar sempre pronta.

O preconceito masculino deve ser discutido, mas não perca tempo em querer mudá-lo.

Você se sente ofendido se uma mulher exige camisinha?

VOCÊ ACHA QUE EXISTE SITUAÇÃO QUE PERMITA SEXO SEM CAMISINHA?

Se um cara quiser transar sem camisinha, sem exame antes, diga não!

Procurem orientação juntos, isso vai criar, além de excitação, uma grande cumplicidade no jovem casal.

Um homem bem-intencionado não será negligente, principalmente no começo.

É bom lembrar, porém, de que existe hoje o clichê de que tirar a camisinha é, praticamente, o grande fechamento do negócio.

Ou seja, caso o casal queira deixar de usar a camisinha, significa, do ponto de vista masculino, que realmente o cara está bem-intencionado com você; ou que ele é um baita negligente.

Portanto, você precisa saber com quem está lidando.

O que você acha de uma mulher que se masturba?

E A QUE NÃO?

Bom, como se trata de opinião, não quero me meter, mas uma coisa percebemos: Mulheres obsessivas não se masturbam.
Se conhecer uma exceção, ou quiser opinar, por favor, me avise: autor@seduzir.com.br

E de uma mulher que se masturba e possui até um vibrador?

A SATISFAÇÃO SEXUAL DA MULHER É UMA PREOCUPAÇÃO DA GERAÇÃO RECENTE E, PORTANTO, AINDA NÃO SE TEM UM PADRÃO DEFINIDO DE OPINIÃO ENTRE NÓS, HOMENS, A RESPEITO DESSA PRÁTICA, E ESTE É MAIS UM MOTIVO PARA QUE SEJA BEM DISCUTIDO ESTE TEMA.

É importante que as mulheres também não tirem suas conclusões sem realmente ter avaliado a possibilidade de ser esta mulher. Como já disse no meu primeiro livro, abram a mente e os olhos, antes de abrir as pernas.

Pergunte a um homem: Suas últimas cinco transas foram com quantas mulheres?

Assim pode-se avaliar a fase que este homem está passando.

Se a resposta não foi com a mesma garota, é sinal de que, ou não está pronto para namorar ou tem propensão à galinhagem.

Se a resposta for sim, é sinal de que, ou ele é um cara que prefere namorar ou não tem as manhas de descolar gatas novas para cadastro.

Avalie.

Pergunte a um homem com quantos caras uma garota pode ter transado na vida sem que ele a considere leviana

SE VOCÊ PRESTAR ATENÇÃO, ESTA É UMA PERGUNTA QUE OS HOMENS SEMPRE FAZEM, SEJA DE UMA FORMA VELADA OU MAIS TRANQÜILAMENTE, DO TIPO "COM QUANTOS HOMENS VOCÊ JÁ NAMOROU?".

De um jeito ou de outro, eles sempre tentam descobrir. Porque a nossa grande preocupação é, principalmente, qual o índice de escolha da garota. Dependendo de quantos homens já passaram pela vida dela, dá pra gente ter noção de como é o seu poder de discernimento, de como ela faz essa filtragem.

Realizei uma pesquisa sobre este assunto. Mas os resultados e a minha opinião sobre isso, você só saberá lendo meu livro *Seduzir – Onde tudo começa*.

Pergunte ao homem com quem você se relaciona o que você é para ele?

AGORA, SEMPRE QUE SE INTERESSAR POR UM HOMEM, PARTA DO PRINCÍPIO DE QUE VOCÊ NÃO É A ÚNICA NA VIDA DELE.

Assim, seja por estratégia ou filosofia, sempre é bom saber como você é vista pelo homem.

Se for para investir na relação, vai incentivá-la a dar o melhor de si, mas sem se esquecer de negociar a futura exclusividade.

Um homem mal-intencionado procura usar uma mulher negligente.

Já uma mulher inteligente tem o fator catalisador, que faz que o homem se apresente como é rapidamente.

Quanto tempo de relacionamento é necessário para você acreditar que é namoro mesmo?

Um homem diz que está namorando, em média, depois de, no mínimo, dois meses.

Já de uma mulher é possível ouvir até que estão namorando há uma semana!

Portanto, se desejar saber se o que acontece entre você e um cara é namoro, rolo, amizade, cadastrice etc., o ideal é esperar que ele apresente você a algum amigo ou família e ver qual adjetivo ele usa.

Se não gostar do adjetivo, o problema é seu, e, como todo problema, é bom que você se livre dele.

É importante frisar que, no caso em que já há relacionamento sexual, não tem muito o que se esperar. O homem percebe, logo nas suas dez primeiras transas, com quem ele está lidando e se realmente gosta da mulher.

Então, é possível que, em um ou dois meses, já esteja bem definida a situação. Depois, é só uma questão de ele perder o entusiasmo inicial e passar da paixão para o amor, porque é aí que ele começa a nascer.

Esta é a nossa filosofia.

O que um homem pensa de uma mulher que deseja um cara que está muito acima do seu nível social, cultural e econômico?

Deseje encontrar um homem condizente com sua realidade.

Não faça planos que não possa realizar.

Ao não conseguir, sofrerá com, além da perda de amor-próprio, a perda do ânimo e do respeito dos homens.

Ou seja, ninguém respeita ou dá crédito a pessoas que não conseguem traçar seus objetivos dentro de seus limites.

Nós, homens, nem sequer temos dor na consciência quando encontramos mulheres assim.

Vale dizer, porém, que são mais preocupantes, e importantes, os níveis social e cultural, porque o econômico vem por conseqüência.

Não há necessidade de se diminuir, apenas é preciso ter consciência de que, de alguma forma, você tem que saber lidar com a situação de estar com um homem muito diferente de você ou de sua classe socioeconômica.

Felicidade

SE VOCÊ TEM SAÚDE, TEM OBRIGAÇÃO DE SER FELIZ.

Não esteja triste quando estiver conhecendo um homem.

Nós homens, bem-intencionados, desejamos sim dar felicidade a uma mulher, porém é mais interessante achar uma mulher feliz e querer turbinar a felicidade dela do que investir numa tristonha.

Sempre digo: Infelicidade ou frustração não são problemas psicológicos, e sim estratégicos.

Portanto, se estiver triste, seja objetiva em sair desta. Ache o motivo principal da tristeza e fale com seus amigos primeiro, e em seguida com sua família. Ouça com atenção o que eles disserem, porque quem está de fora sempre vê melhor.

Direto do pára-choque de um caminhão:
Se nem a si mesma você conseguir mostrar que se ama, não vai conseguir que um homem ame você.

Se os homens são todos iguais, por que a mulher escolhe?

NUNCA se esqueça de que cada homem pensa diferente do outro. As únicas coisas que temos em comum são os quesitos que avaliamos:

Comportamento sexual, conduta pessoal, com quantos ela transou, como fui escolhido por ela, se sabe cozinhar, se quer ser mãe, como se veste, nível de machismo dela etc., entre outros tantos.

O que difere de um homem para outro é o peso que cada quesito tem! E esse peso vai mudando com a idade e experiência de vida.

Meu conselho à mulher é apenas para que procure ser honesta consigo mesma na hora de se definir.

Objetividade masculina

Nós HOMENS COSTUMAMOS SER MUITO OBJETIVOS E FÁCEIS DE ENTENDER.

Se você está fazendo parte, seja de que forma for, da vida de um homem, pode crer que está dentro dos objetivos dele.

Agora, pare e veja, abaixo, em qual dos três únicos objetivos que temos você se encaixa:

1. Para namorar e casar.
2. Para encontros sexuais.
3. Para fins sociais e/ou profissionais.

Cabe à mulher escolher se continuará sendo um objetivo dentro do alcance dele ou não.

Tenha os seus próprios objetivos, e não se deixe desviar.

Se for o homem certo, aja como a mulher certa.

Se for o homem errado, aja como tem que ser: na moita.

Na moita!

A MULHER APAIXONANTE SABE QUE IMAGEM É TUDO, OU QUASE ISSO.

Sei o quanto deve ser complicado para muitas mulheres entenderem quais as reais intenções do homem, além de ter de decidir ela mesma sobre as intenções dela com ele.

A grande dica é: Se for realmente forte a atração a ponto de estar disposta a arriscar, ou mesmo que seja apenas por diversão, se for para sair com o homem errado, que seja na moita!

O que é isso? Simples! Encontre-se com ele direto no local mais discreto que conheça, ou mande que ele te pegue no terceiro subsolo daquele shopping decadente, desde que o carro dele tenha insulfilm (*ahahhaha!!!*).

Detalhe: Avise-o para não abrir a boca, senão irá espalhar um boato fatal sobre seu desempenho!

E exija, por favor, seu direito de só voltar para casa estando, pelo menos, sexualmente "satisfeita"!

Apenas é bom ressaltar que, se for uma dúvida sua sobre ele, é importante que ele não pense que esta saída na moita é comum de sua parte, e sim que ele foi "tão irresistível para você a ponto de tirá-la do juízo". Assim, mesmo para o amor, suas portas com ele podem ficar abertas!

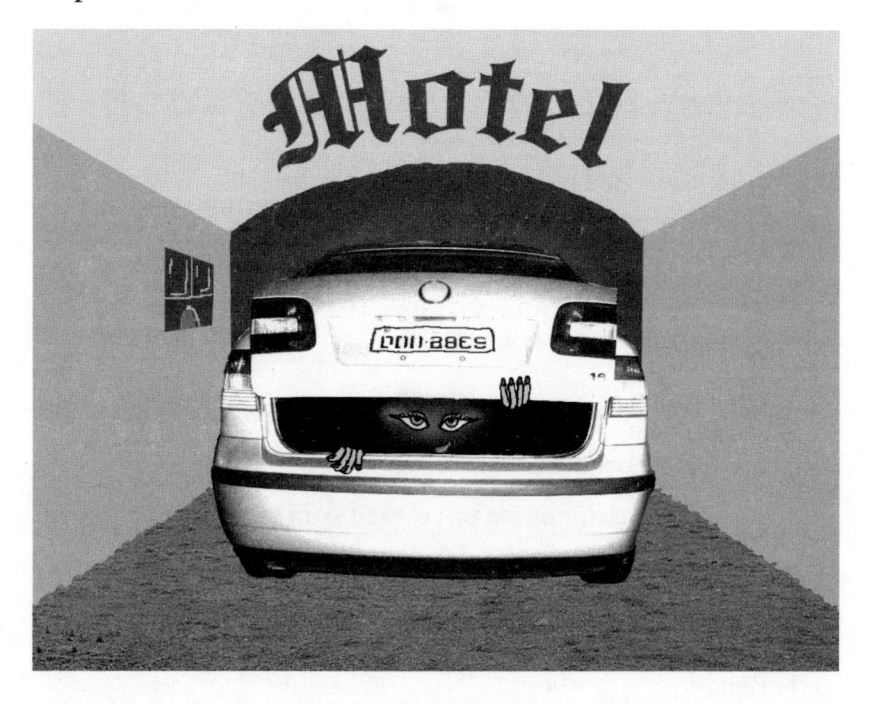

Na ponta da língua

TODA MULHER DEVE CONHECER O QUE É IMPORTANTE, PARA ELA, EM UM HOMEM ANTES DE IR PARA A CAMA COM ELE.

As melhores mulheres são as que conseguem saber antes mesmo de se deixar beijar na boca.

Se não for abusar, mande um e-mail para saberantes@seduzir.com.br dizendo o que você acha importante saber de um homem antes de:

1. Beijá-lo.
2. Transar com ele.
3. Apresentá-lo aos seus pais.

Quando uma mulher é considerada "ruim de cama"?

Em geral, a mulher ruim de cama é a displicente. Aquela que não se preocupa com o assunto.

Não quer saber das amigas, não se compara ou não estuda. Portanto, se não quiser ser ruim de cama, não precisa nem ir para a cama, basta treinar a boa vontade e se manter informada.

Faça como nós, homens, fazemos: Perguntamos aos mais rodados e consultamos profissionais.

Toda mulher deve ter uma fantasia sexual. Encontre a sua.

Essa fantasia só pode ser revelada após você ter intimidade com o homem.

Sendo claro: Só pode falar de sua fantasia após já ter ido para a cama com ele! Até porque fantasias evoluem.

Porém, nada impede, aliás, é até bom você discutir fantasias sexuais com ele.

Deixe que ele fale as dele, se quiser. Não se esqueça de que, se estiver negociando e o outro falar mais do que deve, o problema é só dele.

Quando uma mulher tem uma posição sexual preferida, o homem fica intimidado ou agradecido?

TODA MULHER DEVE SABER QUAL A POSIÇÃO QUE FAZ ELA ATINJIR MAIS RAPIDAMENTE O ORGASMO.

Não tenha vergonha nem vacile em se automanipular durante a transa, se precisar.

Entre outras vantagens, uma mulher "rapidinha" definitivamente é o melhor remédio para a insegurança, ansiedade e ejaculação precoce masculina.

Valeu pela força! Ficamos em débito.

Virgindade e primeira transa

SE VOCÊ É VIRGEM, A PRINCIPAL PREOCUPAÇÃO EM RELAÇÃO AO ASSUNTO DEVE SER A DE PREPARAR-SE E PLANEJAR O DIA DO ATO.

Leve em consideração seus dogmas familiares, religiosos e sociais.

O homem sempre acreditará ser especial para você, escolhido por você. E sabe da responsabilidade da transparência em relação a você.

Se você não é mais virgem, deve fazer tudo igual quando escolher o novo parceiro. Apenas acrescente o cuidado com:

1. Ele acredita que foi devidamente escolhido?
2. Ele está sendo transparente em suas intenções comigo?

Por que você não tem namorada?

Os HOMENS ESTÃO TRINTÕES, QUARENTÕES, E SOLTEIROS, NÃO POR OPÇÃO, E SIM POR DIFICULDADES DA ÉPOCA.

Todo homem pronto, principalmente após os 27 anos, já quer achar a mulher certa e se casar com ela.

Este mesmo cara, após os 30, já pensa em casar e ter filhos.

Após os 35 anos, olha muito para as características maternas da gata.

Mais um motivo para as fumantes largarem o cigarro!

Não desanime nunca!

SE VOCÊ DESISTIR DA POSSIBILIDADE DE UM DIA SER AMADA POR UM HOMEM, CERTAMENTE NUNCA SERÁ MESMO!

Quem compraria ações de uma empresa na qual nem seus diretores acreditam?

Só amando e acreditando nos homens é que um deles irá amar e acreditar em você.

Escolha seu homem pensando no orgasmo que um dia ele poderá lhe proporcionar

A{}LÉM de deixá-la com um sorriso encantador, servirá também para prestar atenção se existe harmonia no ar para, um dia, compartilhar esse momento sublime e ímpar com ele.

Exija apresentação

Nada melhor do que ser apresentada por alguém para ser bem tratada.

Por isso, faça o mesmo, exija que o cara também lhe seja apresentado, nem que seja depois de já tê-lo conhecido.

Não entendeu, né?

Mesmo que ele já tenha se apresentado a você, abordado, chegado, agarrado, ou qualquer que seja o verbo, quando aparecer um amigo dele, peça para que este o apresente, assim você terá uma boa referência do caráter dele. Acredite!

Quarentena de três meses

NÃO IMPORTA O QUE ELE DIGA OU O QUE VOCÊ DIGA, MENOS DE TRÊS MESES NÃO É NAMORO AINDA!

Mesmo que ele a tenha pedido em namoro para seus pais!
Tenha fé e esperança, mas sem perder a segurança.
Muita calma nessa hora.
É melhor isso do que o embaraço que uma mulher sente quando tem de explicar tantos namoros que não dão certo!

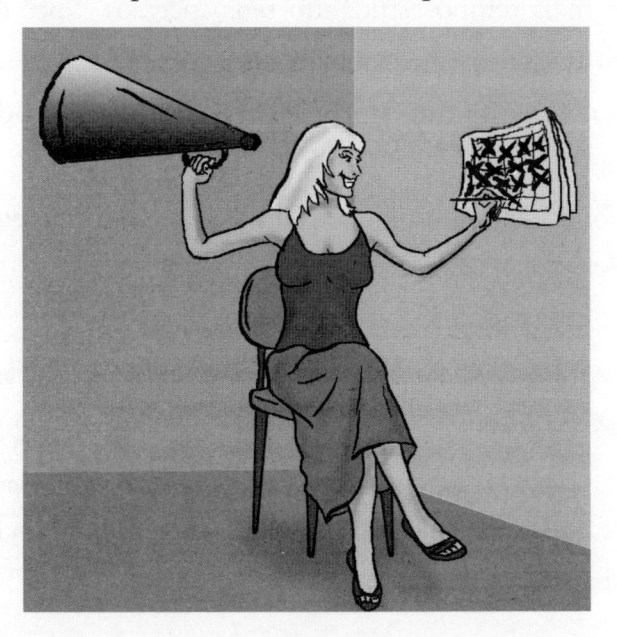

Jamais chame uma amiga de encalhada, nem mesmo intitule-se como tal

Nem por brincadeira!

Não há nada pior para abater o moral!

Pense, no máximo: "Não estou sendo achada".

Aproveite para perder menos tempo avaliando seus fracassos e passar mais tempo estudando seus sucessos. Você deve ter tido alguns.

Senão, acredite que ainda vai ter, estudando os das suas amigas.

E, após achar que atingiu seu alto grau de conhecimento, passe a pensar:

Estou à procura do homem que merece a mulher maravilhosa que eu sou.

Esta é a filosofia que uma mulher deve ter quando o homem a encontrar pela frente.

Caçador é sempre mal-intencionado!

QUANDO NA BALADA OU PAQUERA, SEMPRE QUE OBSERVAR UM CARA OSTENSIVAMENTE CAÇANDO, OU SEJA, COM POSTURA DE "QUERO TE GANHAR", SIGNIFICA QUE ELE NÃO QUER ACHAR "A" MULHER CERTA, E SIM APENAS "UMA" MULHER PARA SATISFAÇÃO MOMENTÂNEA!

Isso se explica pelo fato de, como tem medo de no futuro ser corneado, ele jamais vai se apaixonar por uma mulher que deu atenção ou gostou de um cara ostensivamente agressivo, um "galinhão".

Se um homem age como um galinha para dar em cima de uma mulher, é porque, de cara, ele já não vislumbrou, fisicamente talvez, preconceituosamente talvez, nada que o agradasse. Por isso, ele está mal-intencionado e pouco se importando com o que ela vai pensar de um sujeito que agiu de forma tão inadequada.

A menos que ele se retrate rapidamente, e seja convincente.

Em caso de dúvida, não o ajude a se explicar, apenas descarte-o.

Obs.: O ônus de provar o contrário não é da garota, e sim dele. Se ele não se incomodar de ser tachado assim, é porque aquele era exatamente seu objetivo.

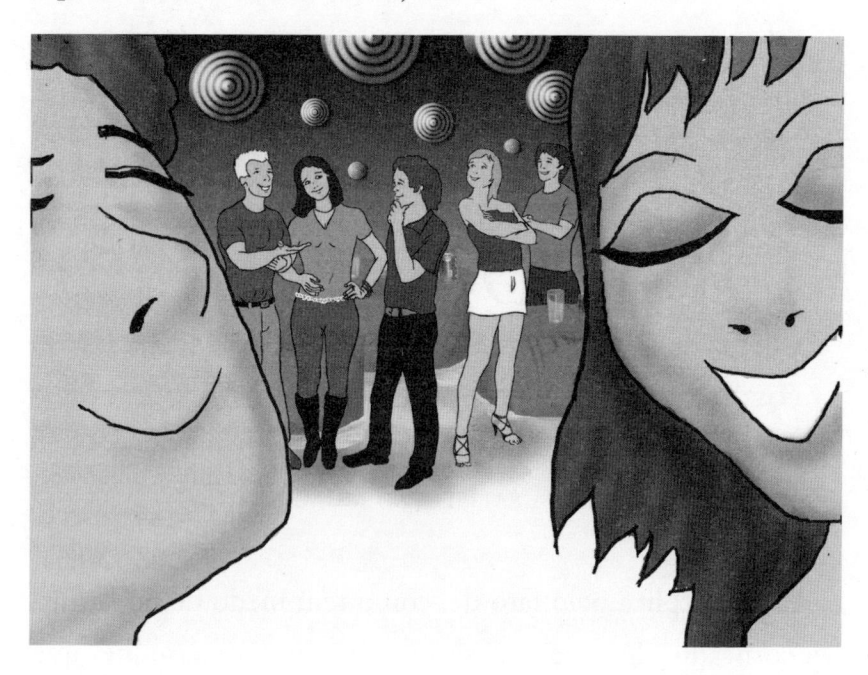

Se for para bater em um homem, que seja onde dói

UMA MULHER PRECISA SABER SE DEFENDER DA OFENSA QUE É, PARA ELA, A FALTA DE PREOCUPAÇÃO EM MANTÊ-LA CONQUISTADA SEMPRE.

Se um homem estiver realmente negligenciando, e for inevitável partir para a solução final, então bata onde dói.

Dizer que está deixando de amá-lo é uma simples palmada, perto da porrada que é algo como:

Estou perdendo o tesão por você.

Ai, ai!

Nós, homens, até suportamos um "Eu não te amo mais", mas um "Eu não tenho mais tesão por você" é definitivamente a morte!

Da mesma forma, se quiser mexer profundamente com um homem, basta dizer, com ou sem palavras, mas de forma pornograficamente clara, que você tem tesão por ele!

A reação dele será totalmente inesperada; logo, só use este artifício em caso de emergência. Mas, note bem, não me responsabilizo.

Escolhendo seu homem

TENHA paciência e sabedoria para escolher o homem no qual irá investir, dentre aqueles que já tenham demonstrado tê-la escolhido.

O resto é loteria.

Daí a importância de freqüentar os mesmos lugares ou o uso de *sites* sérios de encontros, porque reputação é coisa que se constrói aos poucos.

E não se esqueça: Escolha um entre os que já a escolheram ou já demonstraram desejá-la.

Mas lembre-se: Jamais aposte suas fichas em um só, descartando imediatamente os outros. Até porque esses outros serão muito úteis para que seu escolhido perceba e saiba que foi o escolhido por você no momento do descarte.

Por que os homens fogem?

Esta é, de longe, a pergunta que mais me fazem em minhas palestras, cursos e consultas!

Por isso, apesar de já ter comentado aqui, quero reiterar:
Porque, na verdade, ele deve ser um cara legal, que depois de perceber que a mulher que ele estava saindo, além de não ter as características que ele deseja, ainda estava dando sinais de estar se envolvendo afetivamente com ele, ou apenas que ela não entendeu os toques ou sinais de que ele não está pronto para um relacionamento naquele momento... E, para não brincar com os sentimentos dela, prefere sumir...

Assim, fica na mão dele o trunfo de ainda poder dar uma ou duas saídas com ela, no caso de ter uma recaída.

O importante é não se ater a querer tirar satisfações, apenas entenda que errou em não perceber os sinais dados por ele, tipo indiferença, pouco-caso, demora para agendar um encontro, preferência por sair em dias de meio de semana etc., e sim prestar atenção para não errar mais.

A partir de hoje, você nunca mais perderá tempo com homens errados, poderá, no máximo, passar o tempo com eles, mas sempre na moita. Lembra?

Atraia com seus reais atributos, escolha dentre os que a desejam, tenha certeza de ser a escolhida dele. E boa vontade para esperar que ele creia que foi realmente o escolhido e feche seu namoro!

FERRAMENTAS DE FECHAMENTO

Tenha outros hímens, caso já tenha abdicado do seu original

T RATA-SE DE TER ALGO MUITO ESPECIAL PARA NEGOCIAR.

Se uma mulher não tiver nada para, no mínimo, ameaçar liberar em favor de um homem, certamente terá dificuldade em fazê-lo se sentir especial e escolhido!

Tal como a castidade barganhada antigamente, é necessário estar preparada com idéias, ideais ou planos.

Estes motivos levam o homem a também sair da inércia e partir para assumir seriamente uma relação, momento delicado e complicado para a maioria das mulheres.

Sabendo disso, relaciono abaixo os mais comuns e efetivos dos dias de hoje:

Sinceridade: Para aquelas que são mesmo sinceras desde o início, sem alteração e personalidade.

Outros homens dando em cima: Mas ela não cede e se mantém apenas amiga deles, porém é preciso dar atenção aos amigos, uma vez que ele não passa disso ainda.

Pais: Ela deixa que ele perceba que aquela situação entre eles está deixando sua situação com seus pais abalada porque ele não toma uma iniciativa

Filhos: Que ela porventura tenha, ou que ela queira ter. Também nos casos em que os filhos que ela por acaso já tenha estejam gerando algum estresse neles.

Planos: O mais político e saudável de todos os motivos, pois além de te ajudar a se manter interessante, pronta para ser achada, ainda podem ser usados para definir seu futuro com ele. Seja criativa, negocie e feche!

Saco de balas aberto

UMA MULHER BONITA, GOSTOSA E CONVIDATIVA QUE NÃO SABE NEGOCIAR, SE NÃO TOMAR MUITO CUIDADO, PODE ACABAR COMO UM SACO DE BALAS ABERTO NA PRATELEIRA DE UM SUPERMERCADO. MUITOS PEGAM UMA OU OUTRA, MAS NINGUÉM LEVA O PACOTE!

Sei que este não é o seu caso, mas pode ser o de sua amiga.

Diga-lhe que isso não vai acontecer. Porque, como eu já disse, hoje, as mulheres não têm problema algum para atrair. Vocês atraem os homens que querem. O problema é que vocês erram na negociação.

Negocie! Não perca o foco do que você quer! Este é o caminho para chegar aonde deseja.

Leve em consideração suas ferramentas de atração, como cor e corte dos cabelos, roupas que costuma usar, partes do corpo que costuma realçar etc. para ver se não seria bom deixar coisas para ele descobrir apenas depois de comprar o pacote! Pense...

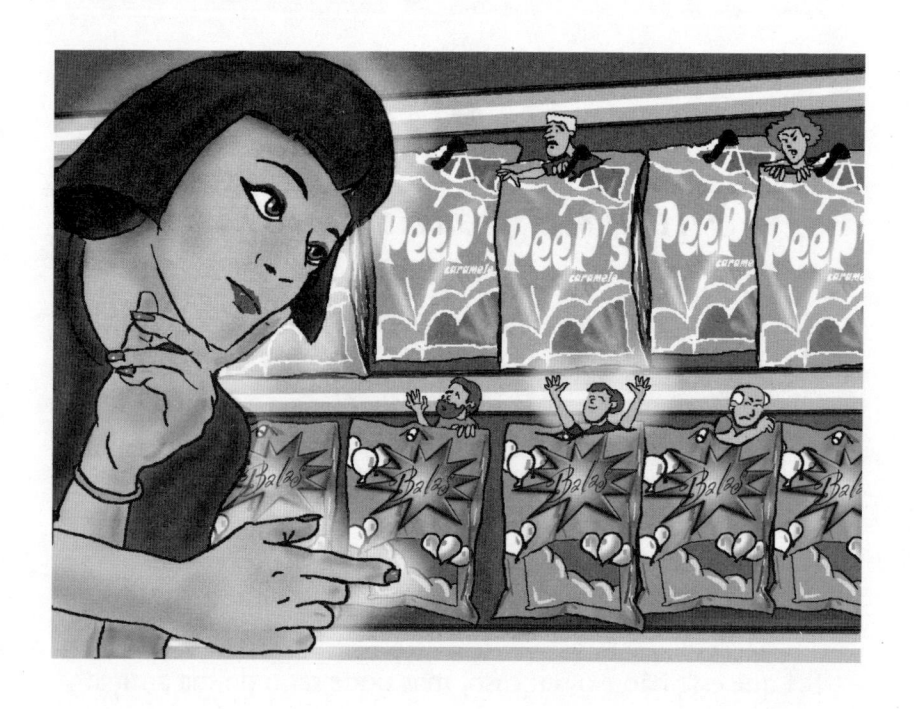

Escolher o seu homem é como escolher a dieta. Você tem de determinar o que vai comer de acordo com o que é saudável!

HOMEM ERRADO É IGUAL A AMENDOIM COBERTO DE CHOCOLATE, PORQUE PODE SER IRRESISTIVELMENTE DELICIOSO, MAS SEMPRE FARÁ MAL!

Seja logo no início, com uma infecção intestinal, passageira, ou, o que é pior, se deixar o tempo passar comendo só isso, acabará matando-a do coração!

Mas, para aquelas que realmente desejam testar se amendoim com chocolate faz mal ou não à saúde, que pelo menos pensem na imagem e comam escondido!

Perguntas que fazem um homem se sentir "o escolhido"

AS PERGUNTAS A SEGUIR FORAM TIRADAS OU INSPIRADAS NAS MAIS CITADAS PELAS MULHERES QUE PREENCHERAM O *QUESTIONÁRIO DE AVALIAÇÃO DO COMPORTAMENTO SEXUAL FEMININO* DO *SITE* WWW.SEDUZIR.COM.BR

Leve-as com você, na bolsa, para usar como álibi e perguntar aos coitados que passarem na sua frente.

Cabe aqui uma ressalva: Estas perguntas servirão para que você não deixe os homens te enrolarem com respostas em cima do muro, do tipo "Isto é muito pessoal, se ela acha que deve fazer que faça, se não, não deve forçar".

Perceba que este tipo de resposta não expõe o ponto de vista dele, apenas encheu lingüiça, e é o primeiro sintoma de homem mal-intencionado ou, no mínimo, vaselina.

Por isso, livro não mão, e conheçam-se!

Questões sexuais

1. O que um homem pensa de um cara que tem nojo de fazer sexo oral em uma mulher?

2. O que ele pensa de um homem que já teve experiência homossexual na infância e depois de adulto.

3. Qual a mais louca fantasia sexual que ele faria com a mulher da vida dele?

4. Quais são as características que, uma vez encontradas numa mulher, o fará descartar a possibilidade de namoro.

5. Quais são as características que, uma vez encontradas numa mulher, o fará descartar a possibilidade de transar com ela?

6. Com quantas mulheres ele já transou?

7. Quantas namoradas com mais de seis meses de convivência e com vida sexual ele teve?

8. O que ele pensa de homem que gosta de carícias no ânus? Ele gosta também?

9. Ele deseja se casar? Qual a idade ideal para isso?

10. Ele pretende ter filhos? Se sim, quantos, e com que idade?

11. Quais as suas duas partes de que mais gosta, e o que mudaria se pudesse.

12. Ele tem alguma garota para simples transa?
13. Ele já usou os serviços de uma prostituta?
14. Ele se preocupa com o tamanho do próprio pênis?
15. Com quantos anos ele perdeu a virgindade, e quem foi a pessoa?
16. Ele se masturba? Se sim, quantas vezes por mês, em que locais, e no que ele pensa?
17. Que ele tenha sabido, foi traído alguma vez? Qual foi sua reação?
18. Se, para testar, ele já colocou o dedo na vagina de uma mulher e cheirou sem ela perceber?
19. Ele já esteve com uma garota malcheirosa? Como foi? Qual a reação?
20. O que ele pensa de uma garota que engole o esperma?
21. O que ele pensa de uma mulher que já experimentou transar com outra mulher?
22. Como ele avalia se uma mulher é "pra comer" ou "pra namorar"?
23. Você já participou de uma transa diferente, com três ou mais pessoas?
24. Você acha que homem que transa com travesti é *gay*?
25. Motel ou Flat?
26. Apara os pêlos das partes íntimas?
27. Quando faz sexo, gosta de trilha sonora?
28. O que é pior, sua namorada transar com outro pensando em você ou transar com você mas pensando em outro?

29. Que pergunta ele gostaria de poder fazer abertamente a uma mulher?

30. Ele acha que a mulher deve consultar o namorado para se vestir.

31. Ele prefere se preocupar em como convencer a futura namorada a se vestir como ele gosta ou procurar uma que já tenha os mesmos critérios dele para se vestir?

32. Quando você acha que se pode deixar de usar a camisinha?

33. Você anda com camisinha na carteira?

34. Sexo oral deve ser feito com ou sem camisinha?

35. Quantas vezes por semana você acha normal um casal transar?

36. Namorada menstruada tá dentro, ou tá fora?

37. Sexo ideal é romântico ou cheio de palavrões?

38. Luz acesa, ou apagada?

39. Horário ideal: quando acorda, na madrugada ou antes de dormir?

40. Agora, pergunte o que quiser e finja que está lendo...

Depois, mande um e-mail para sugestão@seduzir.com.br e ajude a atualizar nosso manual.

Questões sociais

1. Você tem ORKUT? UOLKUT? SEXLOG? PAR-PERFEITO? COMOVAR? Ou qualquer outro site de relacionamento?

2. Assiste a desenhos animados?
3. Joga videogame? Com que freqüência?
4. Come pra viver ou vive pra comer?
5. Você é do tipo que noiva e casa, ou vai morar junto direto?
6. Qual o seu personagem de história em quadrinhos favorito?
7. Em festas de casamento, quando os casais são convidados para dançar as músicas lentas, você convida sua namorada para dançar?
8. Faria dança de salão?
9. Palita os dentes à mesa?
10. Alguma ex já reclamou que você não a elogiava?
11. Você faz as unhas?
12. Quando foi a última vez que você renovou seu guarda-roupa?
13. Passa creme no corpo?
14. Você paga a conta no primeiro encontro?

15. Depois de estar namorando há um tempo considerável, você acredita que os dois devem dividir a conta?

16. O tipo de música influencia de alguma forma? Se ela é romântica, você fica romântico?

17. Quais são seus planos para amanhã? E para a próxima semana?

18. Qual sua próxima viagem marcada?

19. Qual foi a viagem mais interessante que você fez. Por que foi tão interessante?

20. Qual é a viagem dos seus sonhos?

21. Onde quer passar a lua-de-mel?

22. Se você fizesse parte de uma banda, qual instrumento tocaria?

23. Quando criança teve todos os brinquedos que quis?

24. Na escola, você fazia parte da turma do fundo?

25. Calculadora, ou raciocínio mental?

26. Quando desenha, é um Picasso, caricatura ou boneco de palitinho?

27. Se pudesse ressuscitar alguém, quem seria? E o que você diria?

28. Qual a sua maior virtude?

29. E o seu maior defeito?

30. Se fosse ser entrevistado por alguém, quem gostaria que fosse?

31. Você já fez alguma loucura por amor? Qual?

32. Já chorou por amor?

33. Se não tiver companhia, você vai ao cinema sozinho?

34. Depois de uma briga, seja lá com quem for, você vai atrás para resolver? Mesmo que a culpa seja sua?

35. Se cursou uma faculdade, qual foi?

36. Você deixaria sua namorada sair para dançar, numa sexta-feira, só com as amigas?

37. Quantos amigos verdadeiros você tem?

38. Qual é o seu maior medo?

39. Qual data festiva você mais gosta?

40. Você reza antes de dormir?

41. Prefere dar ou ir a festas?

42. Vinho, cerveja, uísque, suco ou refrigerante?

43. Você prefere receber ou dar presentes?

44. Quanto tempo de namoro é necessário para se dar uma jóia de presente à namorada?

45. A mulher deve saber cozinhar?

46. O que você pensa de mulheres que não desejam ser mães?

47. Se você vai a uma festa de crianças, é daqueles que passam o tempo conversando com os pais ou se aventurando nos brinquedos com os pequenos?

48. Você apanhou quando era criança?

49. Acredita que bater educa?

50. Você chama seus pais de senhor, senhora ou de você?

51. Você ensinará seu(s) filho(s) a chamá-lo de senhor ou de você?

52. Se mora sozinho, por que saiu da casa dos pais?

53. Se começasse a perder cabelo, faria implante, rasparia tudo ou deixaria como estivesse?

54. O que acha de tatuagens?

55. Qual a sua opinião sobre as drogas, incluindo álcool e cigarros, e o que pensa sobre as pessoas que as consomem?

56. Se fosse um animal, qual seria? Por quê?

57. Já morou fora do país? Se não, você gostaria? Onde seria?

58. Cachorro ou gato?

59. No primeiro encontro, jantando, sua acompanhante sorri e você nota um pedaço da alface preso nos dentes. Você avisa ou espera que saia por si só?

60. Se ainda mora com os pais e leva uma mulher com quem está saindo, é porque quer namorar ou não faz diferença?

61. Você conta ao seu pai, ou à sua mãe, sobre as mulheres com quem sai?

62. Numa festa junina, você vai a caráter?

63. Você escolhe suas roupas sozinho ou gosta de uma opinião feminina?

64. Você gosta de futebol? Torce para qual time?

65. Qual o maior fora que você já deu com alguma mulher?

66. Qual o seu maior trauma?

67. Tem alguma mania? Qual?

68. Você arruma a própria cama? Se não, é porque tem quem arrume ou é porque não faz questão disso porque depois vai desarrumar mesmo?

69. Você deixa a toalha molhada em cima da cama?

70. Você faz dieta?

71. Adotaria uma criança e a criaria como sua?

72. Você pratica caridade? Ou, pelo menos, tem planos para praticar?

73. Qual o seu filme favorito? (O tipo de filme diz muito sobre o assunto pelo qual a pessoa tem interesse.)

74. Qual é a sua religião? É a mesma que seus pais lhe ensinaram?

75. Como é a relação com a sua mãe?

76. Se não mora com sua mãe, quantas vezes por semana telefona para ela?

77. Você tem irmã?

78. Você tira seu prato da mesa quando termina de comer?

79. Seus pais são casados?

80. Quem paga as contas na sua família?

81. Qual pessoa ou personagem você admira e se espelha?

82. Onde e como quer estar daqui a dez anos?

83. Você trabalha com o que gosta e espera ganhar dinheiro com isso, ou trabalha apenas por dinheiro para poder, um dia, fazer o que gosta?

84. Descreva seu pai em três palavras.

85. Descreva sua mãe em apenas uma palavra. (Como o filho geralmente é mais apegado à mãe, uma palavra deve bastar para ilustrar o que ele sente.)

86. Qual a sua maior frustração?

87. E o seu maior sonho?

88. Quando criança, o que você queria ser?
89. Você já brigou a ponto de haver agressão física?
90. Conte uma saudade da infância.
91. Você canta no banheiro?
92. Faz careta pro espelho?
93. Qual foi a sua maior perda, emocional ou financeira?
94. Para quem você daria pena de morte?
95. Acredita já ter sentido o máximo do amor por alguém?
96. Qual a idade ideal para se casar?
97. Você pretende cuidar do seu filho ou vai ter babá?
98. Sabe de alguém que te odeia? Por quê?
99. Você acha que a mulher deve consultar o namorado para se vestir?
100. O que você gosta de fazer nas horas vagas?
101. Você assiste a novelas?
102. Que tipo de lugares freqüenta?
103. Qual tipo de música você gosta?
104. Gosta de dançar?
105. O que você pensa das pessoas que possuem arma de fogo em casa ou a carregam para se defender?
106. Você gosta do dia do seu aniversário?
107. Você acha que sua esposa deve acrescentar o seu sobrenome?

Agora, invente a pergunta que quiser e finja que está lendo.

Depois, mande um e-mail para sugestao@seduzir.com.br e ajude a atualizar nosso manual.

Espero que, com este estudo dos anseios masculinos e sabedoria das Mulheres Apaixonantes, eu tenha conseguido passar que, no fim, tudo o que nós, homens, queremos é um dia ter a sensação de satisfação e segurança ao lado de uma mulher, e que esta possa também se sentir única e especial, a ponto de nos escolher para ser o homem, amante e futuro pai de seus filhos.

Para aqueles homens e mulheres que ainda não acharam essa metade faltante, saibam que terão pela frente a missão, talvez cansativa, mas muito gostosa, de se encontrar no tempo certo de ambos.

Que Deus os junte!

Seja um membro do CLUBE DOS LEITORES

ACESSE O SITE WWW.SEDUZIR.COM.BR, PARA PARTICIPAR DAS PESQUISAS E DAR SUA OPINIÃO.

PREENCHA ON-LINE OS QUESTIONÁRIOS DE AVALIAÇÃO SEXUAL E RECEBA A SENHA PARA VER OS JÁ PREENCHIDOS. ASSIM, ALÉM DE CONTRIBUIR, VOCÊ PODERÁ SE COMPARAR PARA FAZER O SEU "BENCHMARKETING"!

OBRAS DO AUTOR:
SEDUÇÃO – UMA ESTRADA DE MÃO DUPLA (TUDO QUE UMA MULHER MODERNA DEVERIA SABER SOBRE A SEDUÇÃO E QUE NÓS HOMENS JÁ DEVERÍAMOS TER DITO)
SEDUZIR – ONDE TUDO COMEÇA (AMOR, FAMÍLIA, NEGÓCIOS E SEXO)